U0122162

探秘中药系列

中国药学会　中国食品药品检定研究院　中国健康传媒集团
组 织 编 写

探秘黄芪

总主编　马双成
主　编　罗定强　康　帅

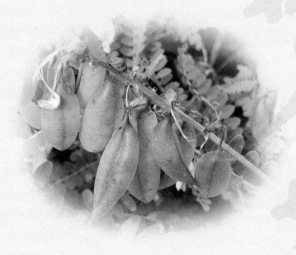

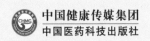
中国健康传媒集团
中国医药科技出版社

内 容 提 要

黄芪具有悠久的药用历史。本书为"探秘中药系列"之一，由中国药学会、中国食品药品检定研究院、中国健康传媒集团组织编写，内容实用，语言通俗。全书分为黄芪之源、黄芪之品、黄芪之用三部分，全面介绍了黄芪的历史渊源、质量保障、合理使用等知识，并附有相关内容的视频二维码，方便读者更深入详细地了解黄芪。本书既可为临床用药提供参考，也可作为公众了解中药知识的科普读物。

图书在版编目（CIP）数据

探秘黄芪 / 罗定强，康帅主编 . —北京：中国医药科技出版社，2023.12

（探秘中药系列）

ISBN 978-7-5214-4137-6

Ⅰ . ①探… Ⅱ . ①罗… ②康… Ⅲ . ①黄芪—普及读物

Ⅳ . ① R282.71-49

中国国家版本馆 CIP 数据核字（2023）第 172379 号

美术编辑 陈君杞
版式设计 也 在

出版 **中国健康传媒集团** | 中国医药科技出版社
地址 北京市海淀区文慧园北路甲 22 号
邮编 100082
电话 发行：010-62227427 邮购：010-62236938
网址 www.cmstp.com
规格 889×1194mm $\frac{1}{32}$
印张 4 $\frac{1}{2}$
字数 92 千字
版次 2023 年 12 月第 1 版
印次 2023 年 12 月第 1 次印刷
印刷 北京侨友印刷有限公司
经销 全国各地新华书店
书号 ISBN 978-7-5214-4137-6
定价 **36.00 元**

获取新书信息、投稿、为图书纠错，请扫码联系我们。

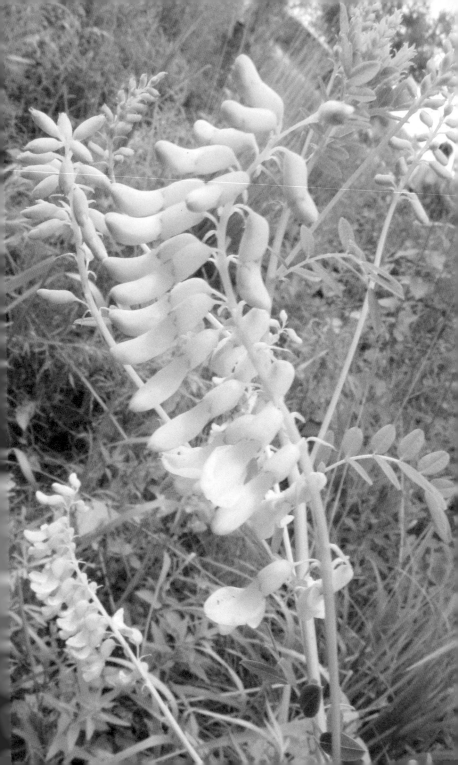

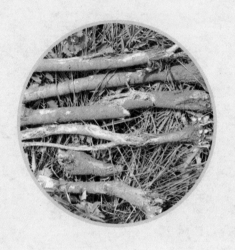

丛书编委会

总策划　吴少祯

总主编　马双成

编　委（按姓氏笔画排序）

王　栋　　王晓燕　　刘亚蓉

李瑞莲　　连云岚　　汪　冰

张　萍　　林永强　　罗定强

胡芳弟　　聂凌云　　康　帅

傅欣彤　　翟宏宇

本书编委会

总主编简介

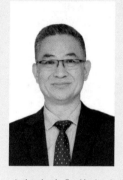

马双成，博士，研究员，博士研究生导师，享受国务院政府特殊津贴专家。现任中国食品药品检定研究院中药民族药检定所所长、中药民族药检定首席专家，世界卫生组织（WHO）传统医药合作中心主任，国家药品监督管理局中药质量研究与评价重点实验室主任，《药物分析杂志》执行主编，科技部重点领域创新团队"中药质量与安全标准研究创新团队"负责人。先后主持"重大新药创制"专项、国家科技支撑计划、国家自然科学基金等30余项科研课题的研究工作。发表学术论文380余篇，其中SCI论文100余篇；主编著作17部，参编著作16部。2009年获中国药学发展奖杰出青年学者奖（中药）；2012年获中国药学发展奖食品药品质量检测技术奖突出成就奖；2013年获第十四届吴阶平医学研究奖-保罗·杨森药学研究奖；2014年入选"国家百千万人才工程"，并被授予"有突出贡献中青年专家"荣誉称号；2016年入选第二批国家"万人计划"科技创新领军人才人选名单；2019年获第四届中国药学会-以岭生物医药创新奖；2020年获"中国药学会最美科技工作者"荣誉称号。

主编简介

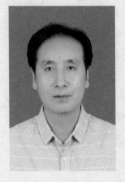

　　罗定强，主任药师，从事中药鉴定与中药质量控制研究。现任陕西省食品药品检验研究院中药室主任。担任第十二届国家药典委员会委员、陕西中医药大学硕士研究生导师、第九届《药物分析杂志》编委、陕西省中药产业发展咨询专家委员会成员、中国中药协会中药质量安全专业委员会委员、陕西省司法鉴定专家库成员（药品安全类）、中华中医药学会中药标准与检验科学传播专家等。承担与负责国家药典会中药标准起草80个品种。"药品质量控制技术体系的构建与标准提升的研究"获陕西省政府科学技术一等奖（第三完成人）、"基于质量整体控制策略创建中药标准及应用"获国家市场总局第二届市场监管科研成果奖三等奖（第一完成人）。主持与参与省级、国家级课题20余项，获得授权国家发明专利3项，参编论著8部，国内外发表学术论文60余篇。

主编简介

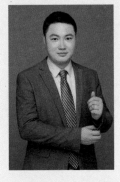

康帅，博士，副研究员，中国食品药品检定研究院中药民族药检定所中药标本馆副主任，中国中药协会中药数字化专业委员会秘书长，中华中医药学会中药标准与检验科学传播团队专家组成员，世界卫生组织传统医药合作中心和科技部重点领域中药质量与安全标准创新团队核心成员，国家药品监督管理局中药质量研究与评价重点实验室学术委员会委员，《药物分析杂志》《中国药学杂志》等审稿人。

从事中药材鉴定、中药数字化标本馆建设、中药材标准研究等方面的相关工作十余年。主要研究方向为本草文献、中药材鉴定和中药质量评价研究。主持青海省科技厅创新平台建设专项子课题1项、中国食品药品检定研究院关键技术基金课题1项，参加国家重大科技专项、国家自然科学基金、国家中医药管理局、青海省科技厅以及香港卫生署等多项科研任务。发表国内外学术论文70余篇；参与编写著作30余部（其中主编10部，副主编7部），如《中国种子中药材鉴定研究图典》《中国中药材及饮片真伪鉴别图典》《探秘三七》《中国药品检验标准操作规程》《中华人民共和国药典》（英文版）等。

前　言

　　科技创新、科学普及是实现创新发展的两翼，要把科学普及放在与科技创新同等重要的位置。中医药是中华文明的瑰宝，凝聚着中华民族的博大智慧。随着人们生活水平的不断提高，中医药已不只是在防病、治病中发挥作用，中医药的养生健康、"治未病"理念也逐渐融入人们的日常生活中。因此，增强中药安全用药的意识，形成良好的用药习惯，是非常重要，也是非常必要的。

　　近年来，为继承和发扬中医药文化，宣传和普及中药的合理用药常识，中国食品药品检定研究院联合组织中药学领域专家开展了"探秘中药系列"的编写工作。这套科普书籍以"药食同源"中药为主，每种中药单独成册，从中药的源、品、用三个层面全面介绍中药的历史渊源、质量保障、合理使用等知识，同时将反映药材的采收、加工、炮制等相关视频资料通过二维码的方式呈现，让读者更加直观和深入地了解每种中药。

　　在中国健康传媒集团中国医药科技出版社的大力支持下，

本次共出版 10 册，内容涉及黄芪、党参、莲子等 10 种公众关注度较高且常用的中药材，以期为相关专业的基层医务人员、监管人员和检验人员提供专业参考，也希望"探秘中药系列"可以成为公众健康生活、快乐生活的"好帮手"。

2023 年 8 月

编写说明

　　黄芪是有着 2000 多年历史的珍贵中药材，作为大宗药材被广泛使用。历代医家都对黄芪有极高的评价，其中《神农本草经》将黄芪列为上品，《本草纲目》把黄芪称作"补药之长"。以黄芪、人参为代表的补气类中药，成为了诸多疾病治疗与养生的上佳之选。仿生芪与种植芪由于产地、种植年限不同，市场上价格差异大，因此了解黄芪是采购、验收、正确使用黄芪的必要要求。本书从多角度、多层次对黄芪进行了介绍，对公众了解黄芪具有一定的指导意义。

　　本书每一章都是由专业领域内的专家组织调研并编写，从道地产区的变化，到黄芪的种植、应用，力求解开黄芪的药用历史，让读者更加全面、系统、真实地了解并熟悉黄芪。第一章"黄芪之源"系统地介绍了黄芪的传说、名称由来、价值、产地和产业；第二章"黄芪之品"系统地介绍了黄芪的种植、加工与炮制、如何鉴别黄芪的优劣和黄芪混淆品，并附有相关的图片与视频；第三章"黄芪之用"系统地介绍了黄芪的药理作用、制剂和合理应用。

由于水平有限，书中难免出现疏漏与不足之处，恳请广大读者批评指正。

编者

2023 年 8 月

目录

第一章　黄芪之源

第二章 黄芪之品

第三章　黄芪之用

第一章

黄芪之源

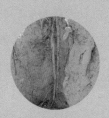

第一节
黄芪的传说

一、补药之长——黄芪

黄芪来源于豆科黄芪属（*Astragalus* L.）植物的根，主要分布于中国和俄罗斯，性温味甘，具有补气升阳、固本生肌、利水退肿、脱毒排脓、活血壮脾、止汗生津、强心降压、增加抵抗力、抗衰老等功效，可治表虚自汗、气虚内伤、脾虚泄泻、浮肿及痈疽等疾病。黄芪是一味流传了2000多年的珍贵中药材，历代医家都对其有极高的评价。我国现存最早的药物学专著《神农本草经》根据药物的效能和使用目的不同，将药分为上、中、下三品，总结道："上药一百二十种，为君，主养命以应天，无毒，多服、久服不伤人。欲轻身益气、不老延年者，本上经。"并将黄芪列为上品。明代医药学家李时珍在其著作《本草纲目》中把黄芪称作"补药之长"，谓："耆，长也，黄耆色黄，为补药之长，故名。"（黄耆即黄芪）清代黄宫绣《本草求真》中亦谈："黄耆，入肺补气，入表实卫，为补气药，是以有耆之称。"《本草新篇》有云："夫黄芪乃补气药，气虚不用黄芪，又用何药。"《药性歌诀》云："黄耆入药，为强壮剂，具有益正气、壮脾胃、排脓止痛、活血医危的功效。对表虚自汗、气虚内伤、精神萎靡、四肢无力、脾虚泄泻、体虚多汗、气虚脱肛、子宫脱垂、浮肿及痈疽等疾病疗效显著。"《本草汇言》载："黄芪，补肺健脾，卫实敛汗，驱风运毒之药也……"《本草逢原》载："黄芪能补五脏诸虚，治脉眩自汗，泻阴火，去肺热，无汗则发，有汗则止。"《名医别录》《本草纲目》等古药书也均认为黄芪有益气补虚的作用。因此，以黄芪、人参为代表的补气类中药，成为了诸多疾病治疗与养生的上佳之选。历代医家也素有"外行重参，内行重芪"的说法。因其沿用历史悠久，效果历代不衰，所以被归为治补两益的名贵药材。

古往今来，有很多关于黄芪神奇功效的历史记载和民间传说故事。最早关于黄芪名字的由来有个很感人的故事。相传古时有一位善良的老中医，姓戴名糁，为救一孩童坠崖而亡，老人形体削瘦，面色淡黄，被称为"黄耆老人"。老人去世后，采药的人在老人的墓旁发现一种味甜，具有补中益气、止汗、利水消肿、除毒生肌作用的草药。人们为了纪念老人便把这种草药称为"黄耆"，并用它救治了很多人，在民间广为流传应用。

《新唐书·许胤宗传》中记载，在许胤宗初任新蔡王处参军之职时，柳太后患卒中，口噤不能语，脉沉摸不到。许精医道，知柳太后阳气虚，气血不能流，口有时不能进汤药，就用黄芪、防风煎出几十斛热汤，置于床下，熏口鼻、皮肤。御医们如法而用，满室药味弥漫一昼夜，柳太后渐渐苏醒能言，后遂愈。

清太祖努尔哈赤在攻下沈阳之后准备乘胜追击，进攻辽阳，不料却发生了意外，许多部下出现了下肢水肿，身体虚弱，经诊断是两虚之证，需以黄芪入药。军中没有大量的黄芪提供，赫图阿拉的居民听说之后便纷纷把家里的黄芪捐献出来，士兵连服几次之后都痊愈了，于是努尔哈赤重整旗鼓，攻打辽阳，获得了胜利。

近代著名学者胡适先生任北大校长时，因劳累过度得了消渴证，胸痹还伴有水肿，久治无效。于是求于有"陆黄芪"之称的北京名医陆仲安。陆诊毕曰："此易事也，可服黄芪汤。"胡适服药后病愈，从此对中医刮目相看。

民国期间有一位著名的名医叫张锡纯，影响遍及大江南北。在他的书里记载了这样一个医案，有一个女子，突然有一天不能说话了，病情十分危急。张锡纯诊断后就用生黄芪，配升麻、柴胡等升提之药对其进行治疗。患者服用几付药之后就慢慢恢复了。

关于黄芪的故事举不胜举，这些故事一方面反映了黄芪在中医治补中的重要性，另一方面也可以看出黄芪久远的应用历史对中医发展的促进作用。

二、常喝黄芪汤，防病保健康

所谓"上医治未病"，医术的至高境界在于防患于未然。古老的传统医学和先进的现代科学，都已认可了黄芪对人体的补益养生作用。黄芪自古就是治补两益、药食同源的名贵药材，被广泛用于食疗，民间有"常喝黄芪汤，防病保健康"之顺口溜。黄芪也成为了人们"有病治病，无病保健强身"的滋补佳品。

黄芪味甘，性微温，擅长补中益气，凡具有倦怠乏力、气短、食少、食欲不佳、大便溏薄等症状的脾气虚弱人群或者脱肛、胃下垂等患者都可以使用黄芪调配药膳食用。现代药理研究也表明，黄芪确有明显的强壮作用，而且还能够降压，加强心肌收缩力，防治循环衰竭。除此之外，研究还发现黄芪中含有丰富的硒元素，它能够增强体力，提高免疫功能，具有防癌抗癌的功效。尤其是体虚易感冒、怕冷、白天轻微活动后即大量汗出的人群，或是平素有哮喘的患者，可以将黄芪与白术、防风一起做成药膳，大人、小孩、老人都可以食用。黄芪作为"药食同源"之物，既是一味常用的中药材，也是生活中一种常用的家庭调养食材。

北宋著名文学家、书法家、画家苏东坡先生在其卧病期间曾用黄芪补养，留下了"白发欹簪羞彩胜，黄芪煮粥荐春盘"的诗句。"黄耆"即黄芪。选用黄芪粥作为食疗方，可见他对黄芪补虚益元的功效是非常认可的。唐代诗人白居易也曾用黄芪煮粥食用，并作诗曰："黄耆数匙粥，赤箭一瓯汤。"

黄芪对于我们现代许多人来说也并不陌生，日常餐桌上的黄芪炖鸡、黄芪薏米粥、黄芪薏仁猪肚汤、黄芪红枣黑豆汤……都有黄芪的身影。人们真可谓把黄芪吃出了花样、吃出了新意，只是当代的美食家中，可能少了像苏东坡这样的大文豪，所以就少了点跨越时空限制的"余味绕梁"感。

第二节
黄芪名称的由来

黄芪古称黄耆。在汉语中，《说文解字》说："耆，老也。"《广雅》作："耆，强也。"这两个名称的应用大致可划分三个阶段。

从最早记录了黄芪的《五十二病方》到《神农本草经》，一直到明代的《本草纲目》《本草蒙荃》《本草原始》，历代医书都是以黄耆为名的。李时珍释其名曰："耆，长也。黄耆色黄，为补药之长，故名。今俗通作黄芪，或作著者，非矣。著乃著龟之著，音尸。"此处李时珍确切地指出俗通作黄芪是不对的，而且著也是不对的。明代李中立的《本草原始》中记载："夫耆者，年高有德之称。耆老历年久而性不燥，此药性缓如之，故得以耆称。一云耆，长也，黄耆色黄，为补药之长，故名黄耆。俗作黄芪，非矣！"可以看出此书也是认为黄芪之名应当是黄耆。

明万历年间的一本本草著作《药鉴》中就已经开始使用黄芪之名，清代的《本草崇原》《本草从新》《本草便读》《得配本草》《本草害利》《本经疏证》等中药书籍中便都开始用黄芪之名，自清代杨时泰在《本草述钩元》（1833年）讲"黄耆一作芪，八月采根……"此后黄耆与黄芪之名同时使用。

也就是说黄芪之名自明末起就开始与黄耆同时使用。1949年后第一版《中药大辞典》采用了黄耆为正名，1963年版《中华人民共和国药典》中还是黄耆与黄芪之名同时使用。

1977版《中华人民共和国药典》（简称《中国药典》）开始采用黄芪为正名，此后黄耆这个名称只是个历史，取而代之的黄芪之名开始成为正统。

黄芪异名甚多，历代药书有载，黄芪又称戴糁、戴椹、独椹、百本、羊肉、王孙、百药绵等。分类上依据产地、形态特征以及习惯沿用等，大致可分为黑皮芪、白皮芪和红芪三类。

第三节
黄芪的价值

黄芪的用药历史贯穿了中医药学术的整个发展过程。湖南长沙马王堆汉墓出土的《五十二病方》帛书（我国现存最古老的医方著作）有一古老医方，记载了先秦时期"黄芪"的应用。秦汉时期《神农本草经》《金匮要略》中黄芪的地位已确立。黄芪是写入我国现存最早的药物专著《神农本草经》的 365 种药物之一。魏晋南北朝《名医别录》中，黄芪有了广泛的应用。唐代《备急千金要方》《药性论》中黄芪的应用又有发挥，宋代的《太平圣惠方》《太平惠民和剂局方》中黄芪的运用范围扩大。金元时期的《珍珠囊药性赋》《汤液本草》《脾胃论》中对黄芪功效的总结趋于完善。明代的《本草纲目》《本草汇言》对黄芪的运用得到进一步升华，近代《赵锡武医疗经验》、现代《中华本草》《中华人民共和国药典》2020 版，更加充实了黄芪的功效。

黄芪是中华民族文化遗产的一笔宝贵财富，在几千年的中医药理论实践中，被一代又一代的医者使用过和检验过，从而确立了自己中医药珍品的价值与地位。"君、臣、佐、使"是中医的组方原则，在历代名方中，黄芪是作为"君药"广泛使用的一味药，素有"十药八芪"之称，被广泛应用于内科、外科、妇科、儿科、骨科、五官科等，有"一药多用"的美誉，药用价值非常高。黄芪也是大宗、常用滋补中药，是药膳之"药"，以黄芪命名的药膳产品有黄芪茶、黄芪粥、黄芪酒等。可以说黄芪早已经走上了千家万户的餐桌。

一、黄芪药用价值

黄芪性微温，味甘，含有多糖、单糖、黄酮类物质、甜菜碱、叶酸、多种氨基酸、黏液质、树胶、纤维素和微量元素硒、硅等成分，生用能益气固表、利水消肿、托毒生肌，可用于治疗自汗、盗汗、血痹、浮肿、痈疽不溃或溃烂久不收口等症；炙用能补中益气，可治疗内伤劳倦、脾虚泄泻、气虚血脱、崩漏带下及一切气衰血虚之证。

《神农本草经》中所描述的黄芪功效为："主痈疽、久败疮，排脓止痛，大风癞疾，五痔鼠瘘，补虚，小儿百病。"

《本草正》载："黄芪，生者微凉，可治痈疽；蜜炙性温，能补虚损。因其味轻，故专于气分而达表，所以能补元阳，充腠理，治劳伤，长肌肉，气虚而难汗者可发，表疏而多汗者可止。其所以止血崩、血淋者，以气固而血自止也，故曰血脱益气。其所以治泻痢带浊者，以气固而陷自除也，故曰陷者举之。"

《本草逢原》亦载："黄芪，能补五脏诸虚，治脉弦自汗，泻阴火，去肺热，无汗则发，有汗则止，入肺而固表虚自汗，入脾而托已溃痈疡。"

　　张仲景所著《金匮要略》中记载了多首以黄芪命名或以黄芪为主药的方剂，如"防己黄芪汤""黄芪建中汤"。金元四大家之一的朱丹溪《丹溪心法》中的"玉屏风散"，黄芪是一味主药，起到益气固表的作用；李东垣《内外伤辨惑论》中的一个方子叫"当归补血汤"，配以黄芪治疗血虚阳浮发热证，尤其是对手术后血亏的人非常有好处，《兰室秘藏》一书中一首名方"当归六黄汤"，主治阴虚火旺所致的盗汗，被称为"治盗汗之圣药"；《脾胃论》中治疗烦劳内伤、中气下陷证的"补中益气汤"，以及宋代《太平惠民和剂局方》中治疗自汗、盗汗的"牡蛎散"，都是以黄芪为主药的名方。元代医家危亦林所著的《世医得效方》中记载了由防风、黄芪、白术三味药组成的"玉屏风"，可以涩汗固表，也是体质虚弱者预防感冒等传染性疾病的良方，现代研究还表明，玉屏风具有调节人体免疫力的功效。清代伤寒学家柯韵伯有云："夫以防风之善驱风，得黄芪以固表，则外有所卫，得白术以固里，则内有所据。风邪去而不复来，此欲散风邪者，当倚如屏，珍如玉也。故名玉屏风。"医家王清任所著《医林改错》一书，载方33首，其中用黄芪的方剂有13首，运用黄芪治疗元气虚所引起的各种疾患，是《医林改错》中的重要内容之一。

　　在2000多年的发展历程中，黄芪在中医治疗中的药用价值不断被探索和发现，充分体现了中华民族博大精深的中医药文化。

二、黄芪食用价值

中国有句俗语："药补不如食补。"食补，顾名思义，就是通过食物来补益强壮身体，调整体质。"药食同源"的观念在中华民族文化中早已形成，在中医学起源之时，就伴随了药膳的萌芽。黄芪在民间自古就是药食同源，而食补可以让人们消除"良药苦口"的恐惧，且方便持久，毕竟人人都要一日三餐。2019 年 11 月 25 日，国家卫生健康委员会、国家市场监督管理总局联合发文《关于对党参等 9 种物质开展按照传统既是食品又是中药材的物质管理试点工作的通知》。黄芪的药食同源得到了国家专业部门的认证。药食同源既与我国中医药基础理论一脉相承，同时又是我国最具特色和魅力的饮食文化遗产。在日常生活中，我们常常会食用到一些药食同源的产品，若论起最火热的一个，黄芪当之无愧。

三、黄芪文化价值

（一）黄芪名字的文化释义

黄芪古称黄耆，李时珍在《本草纲目》中对黄耆释名曰："耆，长也，黄耆色黄，为补药之长，故名。"明代李中立的《本草原始》也借用耆字"年高有德"和"历年久而性不燥"的文化语义，说"此药性缓如之，故得以耆称"。可见，之所以称作黄耆，是用黄表示药材外在的颜色性状，用耆隐喻药材的药性与功效特征，以名会意，其寓意之深，很能令人进行文化与科学关联的思寻。

与此相比，名作黄芪，"艹"为草木，"氏"作基底，上下偏旁相合，象形地表示出了黄芪根须长入地底至深的形状。一个会意，一个象形，两者当有径庭之别。从黄芪的名字及其演变的细微之处，可见中国古人的哲学和文化智慧及情怀。

（二）黄芪的文化价值

中医药学包含着中华民族几千年的健康养生理念及其实践经验，是中华文明的一个瑰宝，凝聚着中国人民和中华民族的博大智慧。中医药文化是中医药的根基和灵魂，是中华优秀传统文化的重要组成部分。黄芪作为中药中的补气之最，自然具有其深远的文化价值。

黄芪名字由来的传说，彰显医者仁心、无私奉献的崇高精神。一位医者，始终把他人的生命安全和身体健康放在第一位，助人为乐，无私奉献，最终因救一个小孩而牺牲。他的牺牲体现出医者尊重生命、敬畏生命、爱护生命、不惜一切挽救生命的"仁心""仁道"。虽然只是个传说，但足以看出，人们对黄芪、对中医人文价值的认同。

清太祖努尔哈赤给士兵用黄芪治病的故事，一方面彰显中华民族以人为本的思想，另一方面彰显了中医标本兼治的治疗理念。《黄帝内经》指出："天覆地载，万物悉备，莫贵于人。"中医诊断讲究望、闻、问、切，将患者视为一个整体，而不仅仅是症状的堆积；中国人自古就尊重生命、真爱生命，在生命受到威胁的关键时刻，贫民百姓都能体现出无私奉献的一面。当士兵出现两虚之证的时候，黄芪作为善补气升阳、固表行滞的中药，充分发挥了其标本兼治的作用。中医强调医乃仁术，不仅是治病的医道，更是治人的医道，其中所蕴含的厚重人本精神值得发掘和发扬。

药食同源，彰显以调为本、注重整体、系统施治的科学方法。中医注重"标本兼治、综合施策"，强调"既要养血润燥、化瘀行血，又要固本培元、壮筋续骨"。黄芪的应用充分发挥了中医的整体调节作用，推行中医"组合拳"，注重全过程、全方位发挥中医药诊疗作用。扁鹊见蔡桓公的故事告诉我们，中医治病以预防、调理为本，治疗是下策。黄芪作为治补两益的中药，在民间具有广泛的使用价值，充分体现了中医以调为本的行医理念。中医最常说的一句话就是："通则不痛，痛则不通。"此处说的"通"即气血的流通，黄芪作为补气药，能经三焦通路，上达于肺卫，通调水道，滋养五脏六腑，成为了诸多疾病治疗与养生的上佳之选，在调节气血方面有不可替代的作用，这也是黄芪被中医广泛使用的最主要的原因之一，体现了中医系统治疗的整体思想。

（三）黄芪与古诗词

立春日病中邀安国仍请率禹功同来仆虽不能饮

宋·苏轼

孤灯照影夜漫漫，拈得花枝不忍看。

白发欹簪羞彩胜，黄耆煮粥荐春盘。

东方烹狗阳初动，南陌争牛卧作团。

老子从来兴不浅，向隅谁有满堂欢。

斋居卧病禁烟前，辜负名花已一年。

此日使君不强喜，新春风物为谁妍。

青衫公子家千里，白首先生杖百钱。

曷不相将来问病，已教呼取散花天。

从这首诗中可以看出，黄芪不仅是一味名药，还被广泛用于食疗。黄芪粥是中国传统的药粥，在宋代已经风行，苏轼诗中所述的"黄芪煮粥荐春盘"，可见他是食用过黄芪粥的。

病痢剧甚蒙张止原老友馈以所制大黄闻者惊怖摇手余毅然服之三剂而愈赋诗致谢

清·袁枚

药可通神信不诬，将军竟救白云夫。

医无成见心才活，病到垂危胆亦粗。

岂有鸩人羊叔子，欣逢圣手谢夷吾。

全家感谢回生力，料理花间酒百壶。

这首诗是清代诗人袁枚错用黄芪而病情加重，听老友的建议改用大黄痊愈后，感谢友人而作的。具体故事是这样的：有一年夏天，已过古稀的袁枚因贪口腹之欲而患了痢疾，腹痛、腹泻，大便为黏液血水样。经医生治疗，病情仍无明显好转。这时一位医生以袁枚年高体弱为由，用黄芪、人参等补益药治疗，结果导致闭门留寇，邪无出路，致使袁枚病情加剧。中医学认为，下痢是由于湿、热等毒邪停留于肠中，导致肠道的功能失调而造成的。治疗时应审时度势，当邪气盛时，需要先给邪气以出路，引邪外出，而不应该用参、芪温补，造成气机壅塞，邪不能出。只有在邪气泻出之后，才能考虑用温补法来调补肠胃。不恰当地用补气药，会阻邪外出，就是常说的"闭门留寇"。后来袁枚的一位名叫张止厚的老友劝他服用自制的大黄，但医生们认为大黄药性太猛，患者不能服用。最后袁枚还是服了大黄，疾病痊愈了。

第四节
黄芪的产地

　　一般来说，在选择中药材时会特别强调一个因素，即中药材的道地性，也就是常说的"道地药材"。现在"道地药材"是评价和控制中药材质量的指标，是优质药材的标志。一般认为，"道地药材"是经过中医临床长期应用优选出来的，产在特定地域，较其他地区所产同种药材品质佳、疗效好，具有较高知名度的药材。道地药材的形成是人文、历史、地理、气候条件以及当时的医学史实、药材野生资源数量、栽培历史情况等综合作用的结果。随着这些因素的变化，道地药材也在发生着地域的变迁。那么，在有记载以来的两千多年的历史长河中，黄芪的产区又经历了怎么样的变迁路径呢？

一、黄芪历史产地

1. 秦汉时期——四川、陕西两省

　　《神农本草经》："黄耆，味甘，微温……生川谷。"《名医别录》："生蜀郡山谷、白水、汉中。二月、十月采，阴干。"蜀郡，现今人考证为四川成都地区。白水为陕西白水县。汉中位于今陕西汉中、南郑、城固的部分地区。从《名医别录》

中可以看出该时期黄芪产地主要在四川、甘肃和陕西交界等处，以四川为主。

2. 南北朝时期——甘肃省

南北朝时期，黄芪产区逐渐向北扩展。《本草经集注》："第一出陇西、洮阳，色黄白，甜美，今亦难得。次用黑水、宕昌者，色白肌肤粗，新者亦甘温补。"陇西，古郡名，因在陇山之西而得名，即今甘肃省定西市陇西县巩昌镇地区。洮阳，古县名，据今人考证是南北朝时期陇西郡首阳县，现今甘肃省渭源县。黑水指陇西武城（今甘肃省武山县）黑水峡附近称为"黑水"的渭水支流，其地理位置在武山县与甘谷县接壤的"落门"一带。宕昌，十六国时期末期至南北朝期间的一个羌族所建立的政权，其地相当于今中国甘肃省南部，都城宕昌城（今中国甘肃省宕昌县西）。

由于当时南北朝对峙，居住在江苏的陶弘景由于信息传递速度缓慢、距离遥远等原因，很难对西北地区的黄芪产地有很详细的了解，故书中只介绍了黄芪的部分产地。但此时药材的道地性已充分体现，从中可看出不同产地黄芪在药用时的质量优劣。

3. 隋唐至五代时期——甘肃、宁夏、陕西、湖北

隋唐时期黄芪产地有了进一步变迁，由甘肃中南部地区向东扩展到宁夏固原、陕西铜川、湖北宜州等地。《药性论》："生陇西者，下补五脏。蜀白水赤皮者微寒，此治客热用之。"《四声本草》："出原州、华原谷子山，花黄。"《新修本草》：

"此物叶似羊齿，或如蒺藜，独茎。或作丛生。今出原州及华原者最良，蜀汉不复采用之。"《蜀本草》："叶似羊齿草独茎，枝扶疏，紫花，根如甘草，皮黄肉白，长二三尺许，今原州者好，宜州、宁州亦佳。"唐朝时陇西地区即今甘肃陇西县与武山县的部分地区。原州，为现今宁夏固原。华原，即今陕西耀县。宜州，为现今湖北宜昌、长阳、宜都的部分地区。宁州，为现今甘肃省庆阳市宁县。

唐朝记载的黄芪药材产地与现今情况较为符合，《新修本草》中"蜀汉"据詹志来考证，应是蜀郡与汉中，但当时已不复采用。唐朝时期本草典籍记载与前人所述有所出入，考虑应为当时国家版图扩大，国力强盛，中医事业发展迅速，药用资源得到进一步发展所致。

4. 宋金元时期——四川、陕西、山西

宋金元时期的本草典籍说明，在当时黄芪产地与前朝相比进一步向东扩大，增加了山西、河北等。《本草图经》："黄芪，生蜀郡山谷、白水、汉中。今河东、陕西州郡多有之。"《本草别说》："黄芪本出绵上为良，故名绵黄芪。"《汤液本草》："今河东、陕西州郡多有之……只言河东者，沁州绵上是也，故谓之绵芪。"河东，考虑黄河以东的部分地区，《汤液本草》中解释其为沁州绵上地区。绵上，古县名，现今山西省沁源县北部地区。宪水，疑似宪州，即现今山西省静乐县。

宋朝时期首次提出有以苜蓿根假作黄芪的做法，颇能乱

真，从侧面说明了当时中医药产业发展迅速。此时期也首次提出绵上黄芪质量最佳，其对优质黄芪药材的描述对后世影响深远。

5. 明清时期——新增内蒙古新产区，并认为山西、内蒙产者为佳

《本草品汇精要》："道地宪州、原州、华原、宁州……用根折之如绵者为好。"《本草蒙筌》："木耆茎短理横，功力殊劣，此为下品。缺岁多收倍用，煎服亦宜。《本经》不载州土，必出如黄耆处并有之，如秭秭之贱，自产谷田，凶年多收，亦可代粮也。水耆生白水、赤水二乡，俱属陇西。白水颇胜，此为中品。绵耆出山西沁州绵上，乡名有巡检司。此品极佳，此为上品。咸因地产得名，总待秋采入药。久留易蛀，勤曝难侵。务选单服不歧，直如箭干，皮色褐润，肉白心黄，折柔软类绵，嚼甘甜近蜜。如斯应病，获效如神。"《本草述钩元》："本出蜀郡汉中，今惟白水、原州、华原山谷者最胜，宜、宁二州者亦佳。八月采根，长二三尺，紧实若箭杆，皮色黄褐，折之柔韧如绵，肉里中黄外白，嚼之甜美可口。"《植物名实图考》："黄耆，西产也……有数种，山西、蒙古产者佳。"

明清时期黄芪药材道地产区已基本确定，稳定在山西、内蒙，且对各产地黄芪药材质量优劣有直观论述。《本草问答》用传统中医理论详细解释了各地所产黄芪品质好坏的原因，认为黄芪以质体松泡、孔道多、产于北方者为佳，对后世道

地药材资源保护影响深远。

6.民国时期——新增东北地区

《药物出产辨》:"正芪产区有三处,一关东,二宁古塔,三卜奎,产东三省,现时山西大同、忻州地区,内蒙古及东北产者优。"关东,泛指山海关以东地区,现今东北三省大部分地区。宁古塔,为现今黑龙江宁安市。卜奎,为现今黑龙江齐齐哈尔市。自明清至民国时期,黄芪产地逐渐北移,山西、陕西、内蒙、东北地区所产黄芪被确定品质优良,这为道地药材产地发展奠定了基础。

二、黄芪产地当代变迁

黄芪药材作为大宗药材之一,随着用量的大幅度增加,野生资源难以满足大众需求,所以20世纪70年代开始了人类栽培。黄芪主要种植区有较大变化,文献记载的一些黄芪栽培面积大、产量高的产区,目前栽培面积减少或已无栽培,或向周边地区转移。究其原因,一是黄芪市场不景气,近年来价格一直处于偏低水平,亩产值与粮食作物的产值相当。二是采挖困难,部分药农改种粮食或其他经济作物。山东省文登市在20世纪80代年代培育出了膜荚黄芪新品种文黄11,推广后成为膜荚黄芪的主产区,但现在只有很少的药农种植黄芪,多改种西洋参、党参、细辛等经济效益好的药材。甘肃陇西大部分黄芪药农都改种玉米、马铃薯等粮食作物和党参、甘草等药材,只有个别的农户有小面积栽培。黑龙江原种植膜荚黄芪的地区因鸡爪芪太多，改种山西的蒙古黄芪，而且现在已经几乎没有种植了。其次老产区连年重茬栽培，致使黄芪根腐病日益严重，影响了黄芪的产量和质量。河北安国已有3~5年没有栽培黄芪了，原因就是连作导致了严重的根腐病，使产量降低甚至绝收。内蒙古固阳的传统产区已经种植了二十多年黄芪的地，不能再生产出优质的黄芪，产区向外围转移，种植面积减少了。三是不适宜种植黄芪的地区，盲目引种，生产出的黄芪质量差，如上海市崇明区和北京郊区，现已不种植。

随着近代栽培黄芪产区的变迁，黄芪的栽培可分为1~2年生育苗移栽或直播的人工栽培和仿野生多年生栽培。目前人工栽培黄芪已形成两个新的主产区，即甘肃陇西等地的平地育苗移栽二年生蒙古黄芪产区、山东省文登市等地的一年生直播膜荚黄芪产区，这两个产区以1~2年采挖为主，商品量较大。仿野生栽培黄芪以山西北部、内蒙古南部、陕北等为主，完整保留了道地传统蒙古黄芪的山地半野生生产方式，目前多出口或加工为高档礼品芪，国内普通药材市场少见。

当代黄芪产区在我国已形成传统道地产区与新产区并存的格局，目前人工栽培和仿野生种植黄芪，种植产地形成规模的主要有甘肃省定西市、山西省浑源市、陕西省榆林地区、内蒙古武川市及其周边部分地区，种植区域基本符合古代本草典籍记载的道地产区。其中，陕西省榆林市子洲县的"子洲黄芪"，于2008年通过了国家质检总局的"地理标志保护产品"认证。

作为传统产区山西，黄芪种植历史悠久，据明成化本《山西通志》（1475年）记载"大同府主产黄芪"，至今已有500多年的历史。现山西北部完整保留了道地传统蒙古黄芪的山地野生及半野生生产方式，已获得中药材黄芪GAP种植基地的认证。"恒山黄芪"也成为了国家地理标志保护产品（公告号：2014年第44号），多出口或加工为高档礼品芪（如炮台芪、冲正芪、纵切大片芪等），因其生长年限长，商品条长顺直、分枝少、皮柔韧、绵性大、粉性足、味甘、豆腥气浓、横切面具有明显的"金井玉栏"、黄芪皂苷等成分含量高，在国内外市场上倍受欢迎。目前山西野生及仿野生恒山黄芪年产500~3500吨，主产于恒山山脉南北两翼的浑源、应县、繁峙、代县四县，周边天镇、阳高、广灵、灵丘、平鲁、大同、左云也有小面积种植。

从栽培的黄芪品种来看，蒙古黄芪的现代主产区主要在甘肃、内蒙古、山西和陕西，基本与历史记载的传统产区相符，产品大部分产品销往深圳、广州、香港并出口。而膜荚黄芪的新产区在山东、河北等地。目前传统膜荚黄芪商品量极少，黑龙江中医药大学在加格达奇等地建立了野生膜荚黄芪保护区，保存了这一珍贵的资源。

第五节
黄芪的产业

黄芪道地产区主要有甘肃、内蒙、陕西、山西及东北地区。随着黄芪需求大幅增加，野生药材难以满足实际需要，目前黄芪的种植产业分为移栽芪种植和仿生芪种植两种。

一、移栽芪产业规模

移栽芪种植产业主要分布甘肃、内蒙等地区，种植年限2~3年。

（一）甘肃产业规模

20世纪80年代，甘肃陇西、宕昌、武都等地先后开展了黄芪野生变家种试验，取得了成功。到了20世纪90年代，随着全省农业产业结构调整，省内黄芪种植区域不断扩大，有11个市（州）有不同程度的栽培，遍及省内大部分地区，有定西（岷县、漳县、渭源、临洮、陇西）、陇南（宕昌、武都、礼县、西和）、临夏（康乐、临夏县、和政、积石山）、天水（武山、清水）、甘南（迭部、舟曲、卓尼、临潭、碌曲）、平凉（华亭、灵台、静宁、泾川）、庆阳（宁县、正宁、西峰、镇原、合水）、兰州（榆中、永登）、张掖（肃南、民乐、临泽）、酒泉（金塔）和金昌等地引种。其中定西、陇南、临夏和庆阳的家种黄芪根粗长、粉性足、柴性小、豆香味浓、指标成分含量较高，为当地政府所扶持，生产优势已经形成，为黄芪适宜发展区。陇西（首阳、碧岩、双泉、柯寨、巩昌、文峰、云田、马河、通安、福星等乡镇）、渭源（莲峰、清源、路园）、岷县（西赛、清水、十里、秦许、寺沟）、宕昌（临江、将台、甘江头、韩院、沙湾）等为甘肃的种植芪的优质产区。

（二）内蒙产业规模

内蒙黄芪种植规模集中，单户种植面积较大，东部地区与西部地区有明显差异，东部地区以农户种植为主，种植方式传统，每户面积较小；西部地区以基地种植为主，均在 500 亩以上，设备先进，现代化程度高。

内蒙黄芪种植主要集中在固阳县、武川县、乌拉特前旗和土默特右旗等。其中固阳县及其周边地处于阴山北麓，平均海拔高度 1300~1800 米，土壤类型为沙质壤土，气候类型属于温带大陆性气候，年平均气温 2~4 ℃，平均降水量为 240~350 mm，日照时数 3100~3150 小时，日照率为 71%，符合黄芪习性"冷凉、少雨、阳光充足、怕涝"等要求。在 20 世纪八九十年代，固阳县及其周边黄芪种植年均可达 3 万亩，最高年份可达 7 万亩，所产药材品质在黄芪行业内享有盛名，被称为"正北芪"，具有条直、粉足、皮白、芯黄的特点。1981 年在固阳县下湿壕乡建立了内蒙古西部地区第一个大型正北芪生产基地，种植面积达 5000 亩（《包头医药志》

记载）。

2003 年固阳正北芪协会在固阳县金山镇万亩滩开展了黄芪药源 GAP 示范基地建设；2012—2013 年固阳道地农产品合作社承担了国家科技部科技创新项目"蒙古黄芪无公害高产规范化栽培技术示范"，已通过科技部验收；2016 年固阳县首家黄芪深加工企业——内蒙古蒙芪药业有限公司通过了国家药监局 GMP 认证；2017 年"固阳黄芪"地理标志登记通过了国家农业部认证。

二、仿生芪产业规模

仿生芪种植产业主要分布于陕西、山西、内蒙等地区，种植年限短者为 3~5 年，但一般会超过 5 年，市场价格高，主要以出口为主。

（一）陕西产业规模

为了贯彻党的十九大精神和习近平新时代中国特色社会主义思想，传承中医药文化，陕西省积极推进中药材产业发展，打造有影响力的"秦药"品牌，中药材已成为全省"3+X"特色产业工程中重要的特色产业之一。

目前陕西黄芪种植面积达 30 万亩，其中子洲面积达 16 万亩，占全省黄芪种植面积的 53%；年产鲜黄芪 1.4 万吨，销售收入 3.6 亿元，占全县农业总产值的 16.7%，子洲黄芪已成为子洲县的支柱产业。

在 2008 年 5 月"子洲黄芪"获得了国家质检总局国家

地理标志保护产品认定。子洲县作为陕西省黄芪种植面积最大的县区，其县委政府对黄芪产业的发展尤为重视，为加快推动黄芪产业发展，搭建政、产、学、研、用合作交流平台，于 2018 年 9 月 11 日召开了子洲县中药材产业发展规划暨子洲黄芪团体标准意见征询会。中国中药协会、中国中药协会种植养殖专业委员会、中国医学科学院药用植物研究所等的国内知名中药专家参加了会议。会上通过了《子洲县黄芪团体标准》和《子洲县中药材产业发展规划》。

（二）山西产业规模

山西仿生芪种植主要分布在浑源、繁峙、应县、代县、广灵等，种植面积约 25~30 万亩。山西省浑源县是正北芪的核心产地，故称"浑源正北芪"。因其主要生长于北岳恒山山脉，故又称"恒山黄芪"。生长黄芪的山坡，当地俗称为黄芪坡，位于海拔 1300~1800 米的阴坡、半阴坡地带；一千多年来，浑源正北芪一直是生长于黄芪坡，而不是生长在农田里，这是浑源正北芪能够一直保持其优良品质的原因之一。

浑源县黄芪种植基地主要分布于官儿乡和千佛岭，这里气候凉爽、光照充足、昼夜温差大，由花岗片麻岩分化形成的土壤土层深厚、土壤疏松、富含微量元素硒，非常适宜黄芪生长。种植基地采取"公司＋基地"的经营模式，从农户处租赁宜芪坡，建立示范基地，并以示范区为中心，逐步向周边辐射发展。基地黄芪采取仿野生栽培模式，模拟野生黄芪的生长环境，黄芪生长全周期不使用化肥及农药，也无须灌溉，仅进行简单的人工除草等田间管理，生长周期短者3~5年，长者达6~10年（在当地，生长3年以下的黄芪不得采挖）。所产黄芪条顺直，主根粗长、分枝少，为商品中的"鞭杆芪"，断面粉性足，有浓郁的豆腥气味。

三、其他省区产业规模

种植蒙古黄芪的其他省有宁夏、新疆、青海等。膜荚黄芪的商品量少，除黑龙江、吉林等省，新产区分布于山东、河北。

第二章

黄芪之品

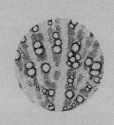

第一节
黄芪的种植

第一章的第二节对黄芪的产地变迁做了阐述，可以了解到有典籍记载的黄芪道地产区主要有甘肃、内蒙、山西、陕西及东北地区。随着黄芪需求大幅增加，野生药材难以满足实际需要，目前黄芪的种植分为移栽芪种植和仿生芪种植。陕西、山西地区为仿生黄芪种植，种植年限通常超过5年，主要以出口为主。甘肃、内蒙地区为移栽芪主要产区，种植年限为2~3年，也是传统黄芪道地产区。

一、道地产品，品质之源

（一）国家认证，品质保障

1. 移栽芪

甘肃开发利用黄芪的历史悠久。《太平御览》引《秦州记》："陇西襄武县出黄耆。"襄武在今甘肃漳县。《梁书·诸夷列传》载"天监五年邓至国遣使献黄耆四百斤"，所谓"邓至国"在甘肃东南部。在清代，黄芪成为了重要的经济作物，康熙《静宁县志》《宁远县志》，乾隆《陇西县志》《狄道县志》《武威县志》《永昌县志），道光《两当县新志》《重修金县志》，光绪《礼县志》《重修皋兰县志》等地方志"物产·药类"中均有收录，各地对野生黄芪资源就地取材、开发利用。民国《甘肃经济丛书》记载："以山野生居多，闻或有种者，惟胜少耳。"其中记录的黄芪产地达到 28 个县。

20 世纪 80 年代，陇西、宕昌、武都等地先后开展了黄芪野生变家种试验，取得了成功；90 年代随着全省农业产业结构调整，省内种植区域不断扩大，有 11 个市（州）有不同程度的栽培，遍及省内大部分地区，成为了黄芪商品的主要来源。2001 年陇西县被中国特产之乡推荐暨宣传活动组委会命名为"中国黄芪之乡"。2003 年国家质量监督检验检疫总局为"陇西黄芪"颁发原产地标记注册证。2003 年国家工商行政管理总局为"陇西黄芪"颁发商标注册证。2014 年宕昌黄芪通过农业部农产品地理标志登记。（图 2-1）

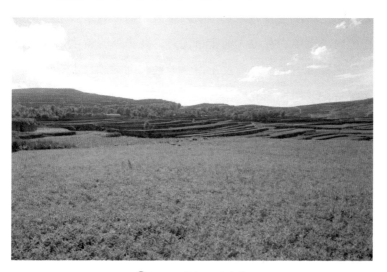

图 2-1　甘肃岷县黄芪

另外，内蒙固原黄芪在行业内也享有盛名，被称为"正北芪"，具有条直、粉足、皮白、芯黄的特点。

2. 仿生芪

早在1000多年前，梁代药学家陶弘景在《本草经集注》中云，秦北黄芪尤佳，色黄白，味甜美，有补气升阳、益固表，利水消肿，托疮生肌之功效。宋代《本草图经》记载："黄芪，陕西州郡多有之，根长二三尺，独茎，或作丛生，杆去地二三寸，其叶扶疏作羊齿状，又如蒺藜苗。七月中开花，其实作荚子，七八寸许。"《中华本草》载："黄芪以秦北品位最佳。"子洲黄芪以条粗长、皱纹少、粉性足、质坚而绵、味甜色鲜而闻名全国，民间素有"东北参、子洲芪"的美誉。2008年5月子洲黄芪获得国家质检总局国家地理标志保护产品认定，2018年5月入选"陕西十大秦药"名录。子洲黄芪在国内外市场均有很大的竞争优势，高等级的黄芪条会销售到中国香港、中国台湾及东南亚地区和韩国、日本等地。黄芪统货主要销往河北安国、陕西和广东的药材市场，并与许多大型医药集团签订了长期的供货合同。子洲黄芪已得到国内外的关注和认可。（图2-2）

山西省浑源县是正北芪的核心产地，故称"浑源正北芪"，也称"恒山黄芪"。其质地绵软、柔韧，不易折断，称为"绵芪"；条长（有的可达2米以上）、顺直、不分枝，呈"鞭杆"状，称为"鞭杆芪"，以出口为主。（图2-3、图2-4）

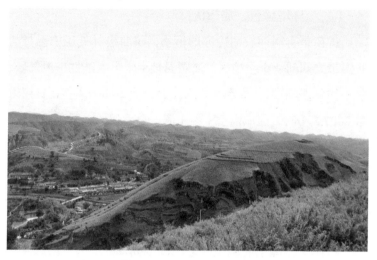

图2-2 陕西榆林子州黄芪

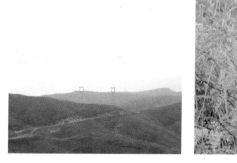

图2-3 山西浑源县千佛岭黄芪基地

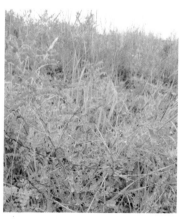

图2-4 山西浑源县千佛岭黄芪

（二）环境绿色，品质优良

黄芪是喜温而较耐冷凉的植物，陕西榆林处于中温带与暖温带之间的亚干旱地区，属暖温带半干旱大陆性季风气候，年平均气温 9.3℃，降水量 427.5mm，无霜期 164 天，日照时数 2607.5 小时。区域内黄土性土壤占总面积 40%，土质疏松、土层深厚，土壤通透性较好，可耕性及保水保肥性能良好；土壤 pH 值 6.7~7.8，属中性微碱性土壤，无重金属、农药残留和工矿企业污染，种植黄芪的天然条件优越，且 90% 的种植环境属于仿野生种植环境。

山西"恒源正北芪"种植在黄芪坡，位于恒山山脉海拔 1300~1800 米的阴坡、半阴坡地带。这里光照充足，昼夜温差大。土壤是由花岗片麻岩风化形成的砂质土壤，有机质含量高、土层深厚、土质疏松、通透性好，有利于黄芪根向下生长，不分枝，形成鞭杆芪，也保证了绵芪的绵性。

另外，甘肃、内蒙等为人工种植移栽芪的优质产区。

（三）历史久远，经验丰富

陕西子洲县仿生芪种植历史久远，在长期生产实践中，农户对黄芪的种植管理积累了丰富的经验，初步形成了以秋播为主、春播为辅，种子直播为主、育苗移栽为辅，条播为主、穴播为辅的种植方式，易操作、易管理，为黄芪产业的健康持续发展提供了技术支撑。

二、规范种植，品质之根

黄芪种植包括移栽芪和仿生芪，每个道地产区均具有独特的地理位置，所以形成了不同的种植方式与田间管理特点，下文分别以甘肃移栽芪、陕西子州仿生芪为例进行介绍。

（一）选地与整地

1.甘肃移栽芪

应选土层深厚、质地疏松、通气性良好、排水渗水力强、地下水位低的中性或碱性沙质壤土或绵沙土地块。土层薄、土壤黏重不利于黄芪生长，易形成鸡爪根。将土壤耙细整平，多雨易涝地应做高畦。避免与豆科作物轮作，忌连茬重作。耕翻整地时施充分腐熟细碎的圈肥 75t/hm^2 以上，饼肥 750kg/hm^2。（图 2-5、图 2-6）

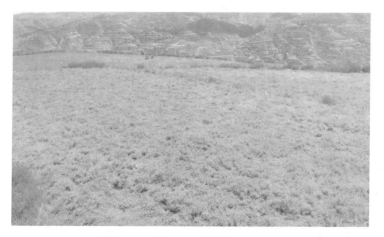

图 2-5　甘肃岷县移栽芪种植地貌

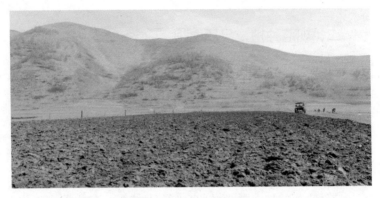

图 2-6 甘肃岷县移栽芪整地

2. 陕西子州仿生芪

宜选择土层深厚、土质疏松、地形宽敞的平缓地、梯田或缓坡地。忌连作，前茬以谷类为好，土壤以微酸性或中性为宜。含水量大的板结黏土，地下水位高、低洼易积水的地块，应整地深翻（30~45cm），并结合翻地每亩（约 667m²）施腐熟的粪肥 3000kg（或农家肥 2000kg、过磷酸钙 25~30kg）。（图 2-7）

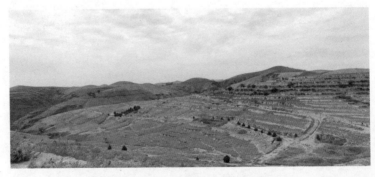

图 2-7 陕西榆林地区仿生芪种植地貌

▶ 视频 2-1

陕西子州仿生芪生境

（二）种子选择与处理

1. 甘肃移栽芪

要求选用饱满、无杂质、无霉变、无虫蛀的新种子。黄芪种子外皮有果胶质层，种皮极硬，吸水力差，出苗率低。播前可采用以下几种方法对种子进行处理。

（1）沸水催芽：先将种子放入沸水中急速搅拌 1 分钟，立即加入冷水将温度降至 40℃，再浸泡 2 小时，然后把水倒出，种子加麻袋等物焖 12 小时，待种子膨胀或外皮破裂时播种。

（2）硫酸处理：对晚熟硬实的种子，可用浓度为 70%~80% 的硫酸浸泡 3~5 分钟，再取出迅速置于流水中冲洗 30 分钟后播种。

（3）机械擦伤：将种子用碾米机在大开孔的条件下快速打一遍，一般以种皮起毛为度。

2. 陕西子州仿生芪

在品种选择时，种子质量要达到色泽一致、籽粒饱满、无病虫害，千粒重 5~8g，经筛选淘汰秕粒杂质，晾晒 1~2 天，发芽率可达 60% 以上。播种前应做催芽处理，打破种皮的不透水性，可提高发芽率。种子处理的主要方法有以下几种。

（1）温水浸种：将种子浸于 50℃ 的温水中，随时搅拌至凉，加水浸没种子，浸泡 6~12 小时，再将种子捞出装入布袋内催芽，而后播种。种子发芽的适宜温度是 14~15℃。

（2）机械擦伤：采用石碾将硬粒种子快速碾数遍，使外种皮由棕黑色有光泽变为灰棕色、表皮粗糙即可，然后将种子置于 30~50℃温水中浸泡 3~4 小时，待种子吸水膨胀后播种。也可以在种子中掺入细沙摩擦种皮，使种皮有轻微磨损后浸种播种。或者将种子用清水浸泡 24 小时，取出种子与 4 倍湿沙混匀，放入容器内来回撞磨，擦伤种皮后播种。机械擦伤法简单易操作，一般常用此方法。

（3）沸水催芽：先将种子放入沸水中急速搅拌 1 分钟，立即加入冷水将温度降至 40℃，再浸泡 2 小时，然后把水倒出，种子上加麻袋等物堆闷 12 小时，待种子膨胀或外皮破裂时播种。（图 2-8、图 2-9）

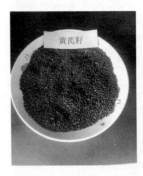

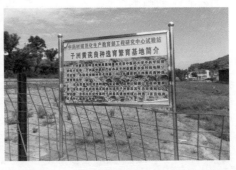

图 2-8　陕西榆林地区黄芪优质种子　　图 2-9　陕西榆林子州黄芪种子基地

（三）播种

1. 甘肃移栽芪

（1）播种：3 月下旬至 4 月中旬，将种子撒在耙糖平的地表，再耙耱一次，使种子入土 1~2cm，再镇压一遍，然后立即覆盖 1cm 厚细沙或麦草保持黄墒。播种量 112.5~150kg/hm^2。

（2）移栽。①挖苗：挖苗时苗地要潮湿松软，以确保苗体完整。挖出的种苗要及时覆盖，以防失水。最后将苗分级扎成 10cm 的带土小把，运往异地定植。②选苗：应选择生长健壮、头稍完整、无伤疤、根条均匀的优质苗，分级定植。③移栽：移栽适期为 3 月中旬至 4 月中旬。合理密植：良种繁育株距 20cm，行距 35cm，保苗数 14 万株 /hm^2。大田生产株距 20cm，行距 30cm，保苗数 17 万株 /hm^2。定植方法：用锨开沟，沟深 10cm 左右，然后将苗按株距斜摆在沟壁上，倾斜度为 45°，苗头覆土厚度 2~3cm。边开沟、边摆苗，边覆土、边耙耱。（图 2-10、图 2-11 ）

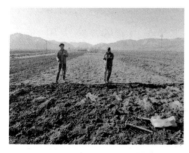
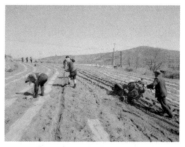

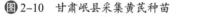

图 2-10　甘肃岷县采集黄芪种苗　　图 2-11　甘肃岷县黄芪移栽

2. 陕西子州仿生芪

（1）直播：播种时间为春季或秋季，抢墒播种。以每年 8~9 月间最为合适，不宜太晚，以免幼苗生长不良，不能正常越冬。可采用撒播、穴播或者条播的方式。

撒播：陡坡地宜撒播。将混有细沙的种子撒在地面上，亩播精选种子2kg，播后用耙子进行覆盖，覆土厚度为1~2cm，覆土后轻轻镇压。如播后有雨，则5天开始出苗，10天左右出苗率可达80%以上。

穴播：挖穴点播，每穴点种子8~10粒，覆土2~3 cm，稍加镇压。亩用种量1.5~2kg。

条播：行距50~60 cm，株距30~40 cm，沿等高线浅沟播种，均匀撒播于沟内，覆细土2 cm，稍加压实。

（2）育苗移栽：育苗田一般应选择水浇池，在春夏季播种，播前浇足底墒水。待水下渗后按每亩7kg的用种量将处理好的种子均匀撒入田内，覆土厚2 cm，再铺一薄层细沙。干旱时应多次喷洒水，30天苗可出齐。也可按行距3 cm开沟进行条播，播时将处理好的种子均匀撒入沟内，覆细土1~1.5 cm，播后踩实并浇水湿润。每亩芪苗可栽6~7亩大田。（图2-12、图2-13）

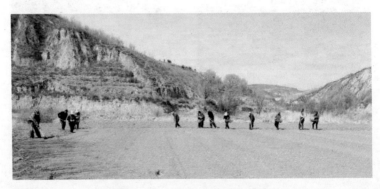

图2-12　陕西榆林仿生芪播种

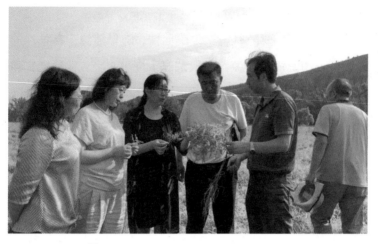

图2-13 陕西榆林仿生芪初期生长状况

（四）田间管理

1. 甘肃移栽芪

（1）中耕除草：一般在苗出齐后即可除草松土。育苗期间一般除草不少于4次，良种繁育和大田生产期间一般除草不少于3次。

（2）追肥：主要追施无机肥，一般追肥2次，时间为6~8月，每次追尿素75kg/hm^2，并在移栽定植时根施钼、锌等微肥，施钼酸铵2.25kg/hm^{2}或硫酸锌15kg/hm^2，在开花期喷洒乙烯利，收获前30天内不得追施无机肥。育苗田一般追施1次或不施；良种繁育和大田一般追施2次或3次，尤其要重视在开花结果期追肥。

（3）摘蕾、去杂、去劣：在6月份黄芪现蕾初期应将花蕾摘除，以利于根部生长。良种繁育田在定植后1~2年的生育期间，应去除弱病株，以确保种子质量。

（4）灌溉：要随时观察土壤墒情，随旱随浇，有条件的地方可采用滴灌或喷灌，一般情况下浇水3次。良种繁育和大田生产比较耐旱，一般情况下浇水2次。如遇降水，可减少浇灌次数或不浇灌。

（5）病虫害防治。①豆蚜：使叶片卷缩发黄，嫩荚变黄，严重时影响生长，造成减产。防治方法：可喷洒20%氰戊菊酯2000~3000倍液。②小地老虎：为害严重时会使大量幼苗茎部被咬断或茎基残缺，以至枯萎死亡。防治方法：清除田间杂草，用50%辛硫磷制成5%毒土或颗粒剂，顺垄底撒施在苗根附近，形成7cm宽的药带，撒毒土300kg/hm^2。③沟金针虫：为害须根、主根或茎的地下部分，使幼苗枯死。防治方法：改善农田管理制度，精耕细作，除阜灭虫。另外可用豆饼、花生饼或芝麻饼作饵料，先将其粉碎成米粒大小，用锅炒香后添加适量水，待充分吸水后，按50∶1的比例拌入50%的辛硫磷，制成毒饵，于傍晚在害虫活动区诱杀。④豆荚螟：幼虫为害叶片、花及荚果，常卷叶为害，或蛀入荚内取食幼嫩的种粒。防治方法：及时摘除被害的卷叶和豆荚；在黄芪地块架设黑光灯诱杀成虫；用40%氰戊菊酯6000倍液或12.5%澳氛菊酯3000倍液喷雾。⑤根腐病：因潮湿时茎基部产生粉色状物使主根部分腐烂。防治方法：加强田间管理，轮作倒茬，深翻改良土壤；增施有机肥；及时拔除病株。定植前用可用恶霉灵4000倍液或1.8%阿维菌素乳油

4000 倍液灌根。⑥白粉病：受害叶片和荚果表面有白色粉状斑，造成早期落叶或整株枯萎。防治方法：清园处理病残株；发病初期喷 0.2%～0.4% 波美度石硫合剂，也可喷 15% 粉锈宁可湿性粉剂 1000 倍液。⑦霜霉病：初期受害叶片失绿退色，严重时叶片大量脱落，造成植株枯萎死亡。防治方法：5 月下旬用 50% 多硫悬浮剂 150 倍液喷雾，6 月下旬用克露可湿性粉剂 600 倍液喷雾，7 月下旬用甲基托布津 500 倍液喷雾，连续 3 次，防效显著。（图 2-14）

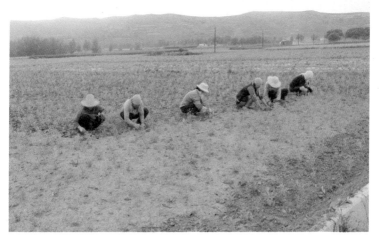

图 2-14　甘肃陇西县黄芪除草

2. 陕西子州仿生芪

（1）间定苗：一般于苗高 5 cm 时间苗，苗高 12 cm 以上时定苗。条播的按株距 30~40 cm 留壮苗 1 株，穴播的每穴留 1 株。如遇缺苗，应带土挖取小苗补植，缺苗严重时可重播催芽种子。

（2）中耕除草：黄芪幼苗生长缓慢，如不及时除草，易造成草荒。要结合间苗进行第一次中耕除草，中耕宜浅，耙松表土即可，不要伤根。第二次于苗高7~8 cm时进行，第三次于定苗时进行。后期不宜深中耕，可人工拔除杂草。

（3）水肥管理：黄芪喜肥，施肥以有机肥为主，化肥为辅，每亩底肥3000kg，配方肥或复合肥25kg。在生长期每年结合中耕除草追肥1~2次，定苗后每亩追尿素15~20kg，过磷酸钙15kg。以后每次追氮、磷、钾肥各15~20kg。施肥应符合NY/T394–2000绿色食品肥料使用准则。

（4）打顶、摘蕾：一般于7月中旬出现花蕾时，摘除所有花序，通常每年摘蕾3~4次，可增产15%以上。留种田只摘除植株上部小花序。

（5）病虫害防治：①白粉病：可于发病初期用25%粉锈宁1500倍液或1∶1∶120波尔多液喷雾2~3次。②根腐病：病原为真菌中的一种担子菌，主要危害根部，造成烂根。防治方法：认真选地，加强田间管理，及时拔出病株消毒，病穴用石灰消毒。③蚜虫：可用10%吡虫啉2000倍液或50%辟蚜雾2000~3000倍液喷雾防治。④豆荚螟：在花期用25%灭幼脲1000~2000倍液每隔7天喷施一次，连续喷3~4次。

（6）清理田园：植株枯萎后，割除地上部分，清理残株，带出田外集中处理。

▶ 视频 2-2

子州仿生芪田间管理

三、应时采收，品质之基

（一）根的采收

1. 甘肃移栽芪

春、秋二季采收，传统认为以秋货为好。种植黄芪一般在 10 月下旬至 11 上旬采挖，先将黄芪地上部分枯萎茎蔓全部割掉，待地面干后，用铁钗顺畦深挖 60cm 左右将黄芪挖出，注意勿挖破黄芪根。抖去黏附在黄芪根条上的大量泥土，在田间晾晒，随之装运并及时拉运到通风向阳处堆贮晾晒。近年，主产区引进了旋耕机、挖掘机等机械采挖方式，采挖效率显著提高。（图 2-15）

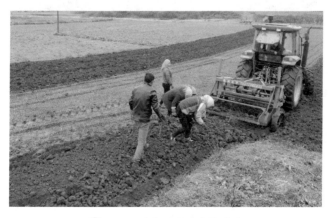

图2-15 甘肃岷县移栽芪采收

2.仿生芪

（1）陕西子州黄芪：商品仿生芪通常种植5年后采挖，采挖应在春、秋季进行，选择晴天，挖出后除去根头有空心部分和须根，置阳光下晒至半干，堆放1~2天，使其"发汗"回潮，然后再晒。晒至7~8成干时，剪去侧根，分等级捆成小把，晾晒至全干，即可上市出售。一般亩产干货200~250kg，高产时可达300kg。（图2-16、图2-17）

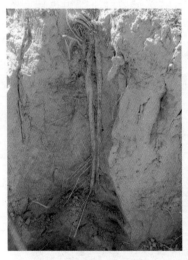 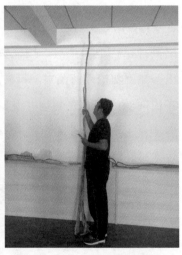

图2-16　陕西榆林子州黄芪采挖　　图2-17　陕西榆林子州黄芪长度

（2）山西浑源仿生芪：浑源正北芪主要采用人工采挖，避免大规模使用机器采挖，有利于保护生态资源。（图2-18、图2-19）

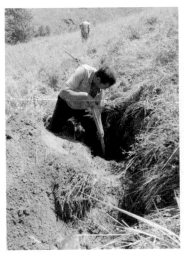 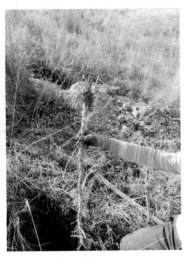

图2-18　山西浑源黄芪人工采挖　　图2-19　山西浑源黄芪人工采挖

（二）种子采收

2~3年生的植株可采收种子，3年生的植株种子质量较好。黄芪种子是夏季成熟，8月至9月上旬，黄芪荚果易自然开裂。当荚果由淡绿色变黄褐色或棕色时采收，分次随熟随采，及时晒干、脱粒。黄芪种子老熟后往往硬实增多，或休眠加深。

第二节
黄芪的加工与炮制

一、如何从"农作物"成为药材

（一）黄芪的初加工

黄芪于秋末冬初茎叶枯萎时，挖出根，抖净泥土。白天在空旷洁净处进行晾晒，将鲜根于晒场上摊开，日晒夜露，夜晚收回堆贮保存，并加盖防寒物防冻。当晾晒到六至七成干后，将芦头切除，再切掉侧根，并剔除破损、虫害、腐烂变质的部分。挑选分级，通过反复揉搓 2~3 次即能使黄芪形成外观性状整齐一致的搓条，发甜柔绵为佳。搓条是将晒至七成左右的黄芪取 1.5~2kg，用编织袋包好，放在平整的木板上来回揉搓，搓到条直、皮紧实为止。然后将搓好的黄芪摊平晾在洁净的场院内，晾晒 2 天左右后进行第 2 次搓条，当黄芪含水量为 2~3 成时进行第 3 次搓条。搓好的黄芪用细铁丝扎成 0.5~1kg 的小把，或取 30~40 根扎成大把，晒干。搓条亦可取碗口大小的一把黄芪，置木板上，用麻绳缠 1~2 圈，用脚踩在黄芪上，两手拉住麻绳，手脚并用，前后移动，反复搓揉，使之理直。主杆长、侧根少的黄芪一般加工为把子芪，多装箱。而主杆短、侧根多的一般用于切片通风杀水，待根条柔软后，堆起盖严，上压重物，自然发热，使其充分糖化。将糖化后的根条晒至半干，逐个揉搓一遍，再晒、再搓，如此反复3遍，则根条变得柔韧而质密。将揉搓过的根条分档，扎成小把，在阴凉通风处码垛，让其自然通风至全干，商品名为"黄芪毛条"。打包，于阴凉库存放。（图2-20~图2-28）

▶ 视频 2-3

子州仿生芪初加工

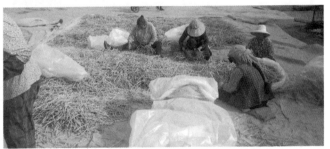

图 2-20 甘肃陇西黄芪晾晒

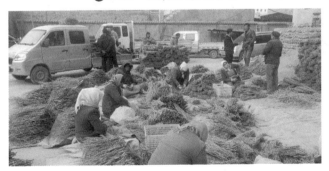

图 2-21 甘肃陇西黄芪挑选

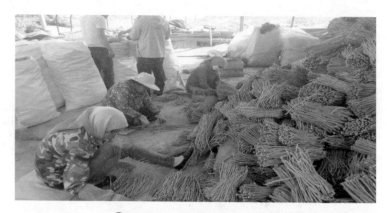

图 2-22 甘肃陇西黄芪分级挑选

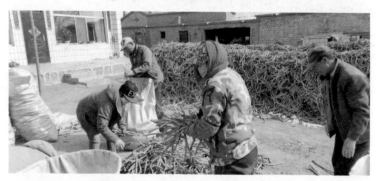

图 2-23 陕西榆林子州黄芪初加工

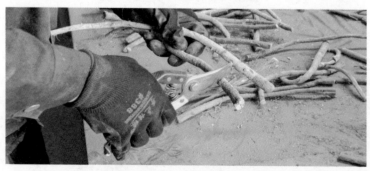

图 2-24 陕西榆林黄芪除去根头

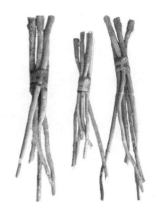

图 2-25 陕西榆林优等黄芪

图 2-26 陕西子州黄芪横切面
（木部蛋黄色）

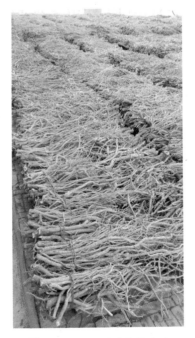

图 2-27 山西浑源黄芪晾晒

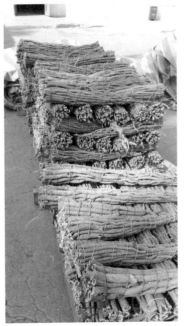

图 2-28 山西浑源"鞭杆芪"

二、黄芪炮制方法

炮制

中药炮制是依照中医药理论和患者治疗需求，以及中药材自身特点，对原药材进行净制、切制和炮炙等一系列处理的过程。

黄芪的炮制方法包括净制、蒸制、蜜制、酒制、盐制、乳汁制等多种方法，其中多数现已淘汰不用，沿用至今并且应用最为广泛的为净制及蜜炙法。古代关于黄芪净制记载最多的方法为"去芦"，芦头是指主根顶端短小的根茎，顶端横生皱纹的部位。黄芪蜜炙制法可增强其补中益气的作用，从而用于脾肺气虚、中气下陷之证的治疗。黄芪酒制有助于散寒，用于气虚肺寒诸证的治疗。黄芪盐制可引药入肾，增强补肾气、利水退肿的功效，用于肾虚气薄诸证的治疗。现代炮制理论认为黄芪蜜炙制法甘温而偏润，长于益气，兼有润燥作用，故较常使用。（图2-29~图2-32）

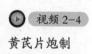

视频2-4

黄芪片炮制

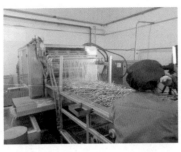
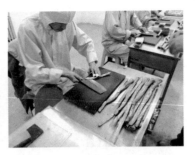

图2-29　甘肃陇西黄芪水洗与挑选　　图2-30　山西浑源黄芪柳叶片切制

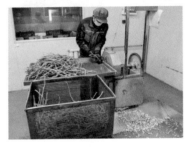
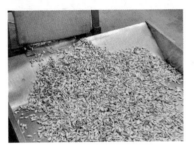

图2-31　陕西榆林黄芪瓜子皮片　　　图2-32　陕西榆林瓜子皮片
　　　　切制（1）　　　　　　　　　　　　　切制（2）

（一）黄芪粉

黄芪药材净选，洗净、干燥，粉碎成中粉，为最常见的黄芪粉的加工方式。（图2-33、图2-34）

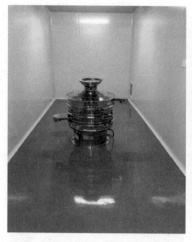 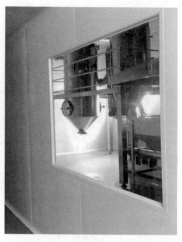

图2-33 陕西黄芪粉生产车间　　图2-34 陕西黄芪粉生产车间

（二）黄芪片

黄芪片切制方法各有不同，一般常见片型有圆片、瓜子片、柳叶片、刨片，切制时圆片出货率最高。切制工具有机器、中药刀或片刀。

（1）圆片：刀口垂直于药材进行切制，切制中不可以斜刀前后拉动，这样会导致片型不圆且厚度不均匀。头部直径较大的部分宜切成圆片。（图2-35）

（2）瓜子片：刀口与药材表面约成45°夹角进行切制，下刀要直上直下，一切到底，避免连刀片。中间部位与尾部宜切成瓜子片。（图2-36、图2-37）

（3）柳叶片：刀口与药材成15°角，斜片长度在6cm以上，多用于尾部与较细部位切制。片型长、截面面积大，美观。

（4）刨片：将药材竖立于刀口，斜刨下去。截面面积大、片型美观好看。（图2-39、图2-40）

▶ 视频 2-5

山西浑源黄芪柳叶片切制

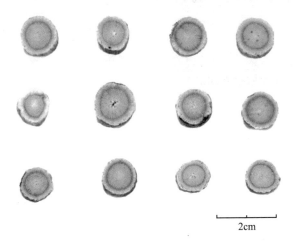

2cm

图 2-35　黄芪片（圆片）（产地甘肃）

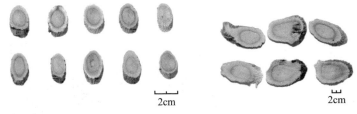

2cm

图 2-36　黄芪片（瓜子片）（产地甘肃）

2cm

图 2-37　黄芪片（瓜子片）
（产地陕西）

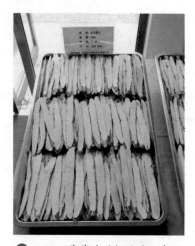

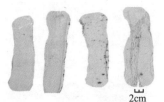

图2-39 黄芪片（刨片 食品用）
（产地甘肃）

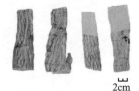

图2-40 黄芪片（刨片 食品用）
（产地甘肃）

图2-38 黄芪片（柳叶片 食品
用）（产地山西浑源）

（三）蜜炙黄芪

取炼蜜，加适量沸水稀释后，淋入净黄芪片中拌匀，闷润，置炒制容器内，用文火加热，炒至深黄色、不黏手时，取出晾凉。每100kg黄芪片，用炼蜜25kg。（图2-41~图2-44）

▶ 视频 2-6

炙黄芪

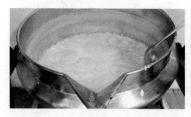

图2-41 陕西榆林炼蜜（1）

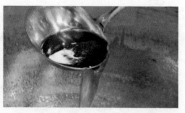

图2-42 陕西榆林炼蜜（2）

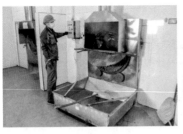 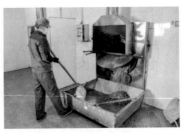

图 2-43　陕西榆林蜜炙黄芪（1）　图 2-44　陕西榆林蜜炙黄芪（2）

（四）米炒黄芪

取大米置锅内，炒至黄色，加入黄芪饮片，用文火炒至表面棕黄色至黄棕色，取出，晾凉，筛去大米及碎屑，即得。每 1000g 黄芪饮片用大米 200g。

（五）黄芪超微配方颗粒

为将黄芪饮片炮制加工而成的超微配方颗粒。

表 2-1　黄芪各饮片质量标准

品名	炮制	规格	收载标准
黄芪		药材	《中国药典》2020 年版一部
黄芪	净制	饮片	《中国药典》2020 年版一部
黄芪粉	粉碎	饮片	《云南省中药饮片标准》2005 年版第二册
炙黄芪	蜜炙	饮片	《中国药典》2020 年版一部
米炒黄芪	米制	饮片	《云南省中药饮片标准》2005 年版第二册
黄芪超微配方颗粒	粉碎	饮片	《湖南省中药饮片炮制规范》2010 年版

第三节
如何鉴别黄芪的优劣

　　黄芪的质量鉴别方法主要有性状鉴别法、显微鉴别法和理化分析法。这三种方法各有优势，相互补充，可从不同的方面进行黄芪的质量控制。

一、历版《中国药典》收载情况

　　《中国药典》自 1963 年版一部开始，每版均收载黄芪药材与饮片，检验项目从最初的只有性状鉴别、显微鉴别，到现在《中国药典》2020 年版一部的性状鉴别、显微鉴别、薄层鉴别、农药残留、重金属及有害元素、含量测定等，安全性指标不断完善与提高，对黄芪的质量要求也越来越严格。

《中华人民共和国药典》

　　《中华人民共和国药典》（简称《中国药典》）是国家药品标准体系的核心，是法定的强制性标准。1953 年，我国颁布了第一版《中国药典》。改革开放以后，药品管理法明确了药品标准的法定地位，药品标准工作和《中国药典》制订修订工作步入法治化轨道，每 5 年颁布一版。

表 2-2　历版《中国药典》收载黄芪质量标准情况

	鉴别	检查	含量	饮片
1963 年版	（1）性状鉴别 （2）显微鉴别	无	无	炙黄芪
1977 年版	（1）性状鉴别 （2）显微鉴别	无	无	黄芪 （切片） 炙黄芪
1985 年版	（1）性状鉴别 （2）显微鉴别	总灰分 酸不溶性灰分 浸出物	无	黄芪 （切片） 炙黄芪
1990 年版	（1）性状鉴别 （2）显微鉴别 （3）薄层鉴别	总灰分 酸不溶性灰分 浸出物	无	黄芪 （切片） 炙黄芪
1995 年版	（1）性状鉴别 （2）显微鉴别 （3）薄层鉴别	总灰分 酸不溶性灰分 浸出物	薄层扫描 色谱法 （黄芪甲 苷）	黄芪 （切片） 炙黄芪
2000 年版	（1）性状鉴别 （2）显微鉴别 （3）薄层鉴别	总灰分 酸不溶性灰分 浸出物 有机氯农药残留量	薄层扫描 色谱法 （黄芪甲 苷）	黄芪 （切片） 炙黄芪
2005 年版	（1）性状鉴别 （2）显微鉴别 （3）薄层鉴别	总灰分 酸不溶性灰分 浸出物 有机氯农药残留量 重金属及有害元素	高效液相 色谱法 （黄芪甲 苷）	黄芪 （切片） 炙黄芪
2010 年版	（1）性状鉴别 （2）显微鉴别 （3）薄层鉴别	水分 总灰分 浸出物 有机氯农药残留量 重金属及有害元素	高效液相 色谱法 （黄芪甲 苷、毛蕊 异黄酮葡 萄糖苷）	黄芪 （切片） 炙黄芪

续表

	鉴别	检查	含量	饮片
2015 年版	（1）性状鉴别 （2）显微鉴别 （3）薄层鉴别	水分 总灰分 浸出物 有机氯农药残留量 重金属及有害元素	高效液相色谱法（黄芪甲苷、毛蕊异黄酮葡萄糖苷）	黄芪（切片）炙黄芪
2020 年版	（1）性状鉴别 （2）显微鉴别 （3）薄层鉴别	水分 总灰分 重金属及有害元素 其他有机氯类农药残留量 浸出物	高效液相色谱法（黄芪甲苷、毛蕊异黄酮葡萄糖苷）	黄芪（切片）炙黄芪

二、黄芪质量鉴别方法

（一）性状鉴别法——直观的质量控制方法

黄芪药材性状鉴别

性状鉴别法是凭借人的感官去鉴别黄芪的质量，内容涉及以下7个方面，分别为：性状、大小、色泽、表面、断面、质地、气味。黄芪药材和黄芪饮片可以通过该方法辨别质量。

1. 蒙古黄芪

本品为蒙古黄芪 *Astragalus membranaceus*（Fisch.）Bunge var. mongholicus（Bunge）P. K. Hsiao 的干燥根。春、秋二季采挖，除去须根及根头，晒干。（图2-45、图2-46）

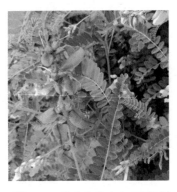

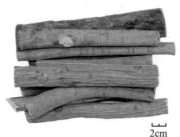

2cm

图2-45　蒙古黄芪（陕西榆林）　　图2-46　蒙古黄芪（陕西榆林）
　　　　　　（1）　　　　　　　　　　　　　（2）

【性状】根呈圆柱形，少有分枝，上端较粗，顶端残留多数茎基，全长30~90cm，粗端直径1~3.5cm。表面淡黄棕色至棕褐色，栓皮较紧实不易脱落，有不规则的纵皱纹及横生皮孔。质硬而韧，不易折断。断面纤维性强，显粉性，横切面皮部黄白色（习称玉兰），占半径的1/5~3/5，具不规则弯曲的径向放射裂隙，形成层部位呈灰褐色的环，木部淡黄色（习称金井），有放射状的纹理及裂隙。气微，味微甜，嚼之有豆腥味。老者多呈枯朽状、褐色或呈空洞状。（图2-47~图2-49）

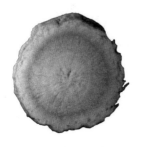

图2-47　蒙古黄芪断面（陕西榆林）

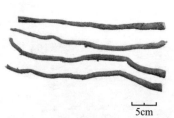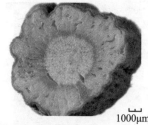

图 2-48　蒙古黄芪（山西浑源）　　图 2-49　蒙古黄芪切面（山西浑源）

2. 膜荚黄芪

本品为膜荚黄芪 *Astragalus membranaceus*（Fisch.）Bunge 的干燥根。春、秋二季采挖，除去须根及根头，晒干。

【性状】与蒙古黄芪药材特征相似，主根常有分枝，残留茎残基部较粗。表面灰黄色、黄棕色至淡褐色，纵皱纹呈沟深。质地较硬，皮部窄，占半径的1/3~2/5。（图 2-50~图 2-52）

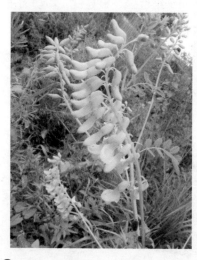

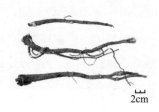

图 2-51　膜荚黄芪（山西）

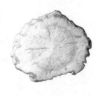

图 2-50　膜荚黄芪（黑龙江齐齐哈尔）　　图 2-52　膜荚黄芪切面

（二）显微鉴别法——微观的质量控制方法

显微鉴别法是借助显微镜，对黄芪的切片、粉末组织进行鉴别的一种方法。（图2-53、图2-54）

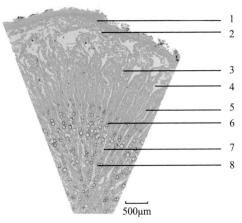

图2-53 黄芪根横切面

1：木栓层；2：栓内层；3：韧皮射线；4：裂隙；5：韧皮部；
6：木射线；7：木质部；8：导管

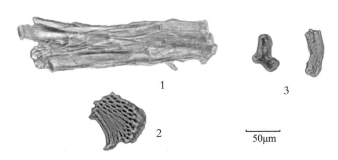

图2-54 黄芪粉末显微特征
1：纤维束；2：具缘纹孔导管；3：石细胞

（三）理化分析法

理化分析法是借助现代化仪器设备，如薄层色谱仪、高效液相色谱仪、气相色谱仪等，对黄芪中主要指标化学成分进行分析，或对安全性指标成分进行控制。

1. 黄芪的化学成分

近年来的研究发现黄芪的主要成分为多糖类、黄酮类、皂苷等物质，这些成分大部分是黄芪发挥药效作用的物质基础。黄芪多糖有葡聚糖和杂多糖，还有酸性多糖。而迄今从黄芪中分离得到的黄酮类化合物有黄酮、异黄酮、异黄烷和紫檀烷4大类。

另外，黄芪能从土壤中富集硒。利用中子活化法测定，黄芪中含有20多种微量元素，包括钪、铬、锰、铁、锌、钴、铜、硒、铷、钼、铯、镧等。Eiji等测定了内蒙古黄芪中21种氨基酸的含量，其中7种含量较高，分别是天冬酰胺、刀豆氨酸、脯氨酸、精氨酸、天冬氨酸、γ-氨基丁酸、丙氨酸。肖蓉等测定了川产膜荚黄芪中游离氨基酸的总量约为1.26%，在25种氨基酸中已经确定18种结构。

从分离的化合物种类看，多糖类化合物多集中从蒙古黄芪中分离得到，三萜及其苷类化合物多集中从膜荚黄芪中分离。

2. 黄芪的质量控制方法

《中国药典》黄芪项下采用薄层色谱法、高效液相色谱法对黄芪中的黄芪甲苷、毛蕊异黄酮进行了测定，通过薄层鉴别、含量测定的检验对黄芪质量控制提供了依据，保证了黄芪的药品质量。（图2-55~图2-60）

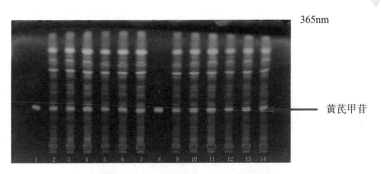

365nm

黄芪甲苷

图 2-55 黄芪薄层鉴别 365nm 检视

1、8：黄芪甲苷对照品；2、3、4、5、6、7、9、10、11、12、13、14：
黄芪样品

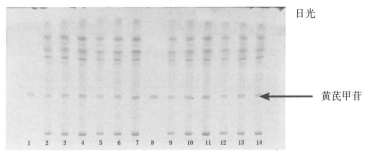

日光

黄芪甲苷

图 2-56 黄芪薄层鉴别日光下检视

1、8：黄芪甲苷对照品；2、3、4、5、6、7、9、10、11、12、13、14：
黄芪样品

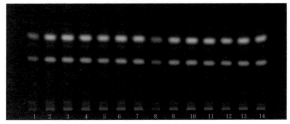

图 2-57 黄芪薄层鉴别 365nm 检视

1、8：黄芪对照药材；2、3、4、5、6、7、9、10、11、12、13、14：
黄芪样品

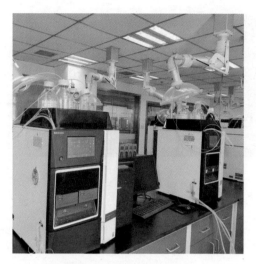

图 2-58 高效液相色谱仪

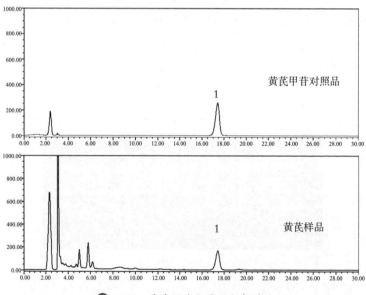

图 2-59 黄芪甲苷含量测定色谱图

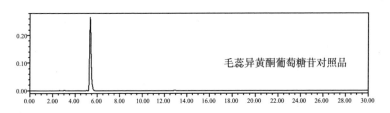

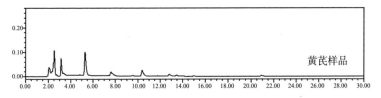

图 2-60　黄芪中毛蕊异黄酮葡萄糖苷含量测定色谱图

三、黄芪药材安全性控制

（一）黄芪重金属残留量研究

2020 年版《中国药典》中对黄芪药材及饮片的重金属及有害元素的限度做了规定，铅不得过 5mg/kg；镉不得过 1mg/kg；砷不得过 2mg/kg；汞不得过 0.2mg/kg；铜不得过 20mg/kg。黄芪中重金属及有害元素的残留多少与黄芪的种植土壤有关，不规范种植或种植土壤被污染，都会使药材重金属及有害元素限度超过规定，影响黄芪产业的健康发展。

文献中报道，多年生黄芪中重金属含量高低不具有相似性，且同批次黄芪中重金属元素的含量差异较大，可反映出我国土壤、水质、气候等环境因素的地区差异。故应减少源头的污染，从而保障中药材用药安全。有文献报道了各重金属元素及有害元素限度在黄芪和种植土壤之间的相关性，在土壤重金属及有害元素含量较低时，二者之间只有铜元素含量呈显著正相关关系，其他4种元素铅、镉、砷、汞含量相关关系不显著，说明黄芪对土壤中的铜元素具有较强的富集吸收能力。

不同种类的药材对土壤中重金属元素的吸收、积累具有选择性，同一药材的不同部位对各种重金属及有害元素的富集能力也不同。研究表明，重金属在从土壤向植物的迁移过程中不仅与土壤中重金属及有害元素含量有关，而且还与植物的生长年限、药用部位有关，同时也受到土壤理化性质和重金属及有害元素种类、存在形态以及共存元素等因素的影响。对黄芪药材而言，其中重金属含量的高低，主要取决于两个方面：一是土壤的性质、土壤中重金属元素及有害元素含量及存在形态；另一方面是药材本身对不同重金属元素及有害元素的选择、积累能力是不同的。中药材中重金属的安全性评价不仅与重金属的类型、含量相关，更与中药材的类型及药用部位直接相关。

（二）黄芪有机氯农药残留量研究

2020年版《中国药典》中对黄芪药材及饮片的有机氯农药残留量的限度做了规定，五氯硝基苯不得过0.1mg/kg。目前，国内市场对黄芪的需求极大，随着野生资源的不断下降及人类需求的日益增加，人工种植黄芪及仿生黄芪栽培成为主要来源。

有机氯农药是早期一种普遍使用的广谱杀虫剂，属于一种神经毒物，有严重的神经毒性和脏器毒性，会对用药者的身体造成损害，严重者会诱发癌症危及生命。以 BHC 和 DDT 为代表的有机氯农药曾经在我国使用较广，由于有机氯农药的半衰期较长，现今在中药中仍旧能够检出。

现如今，对有机氯农药的检测大多采用气相色谱法进行检测。自 1983 年开始，我国已经明确禁止使用有机氯农药，但是黄芪药材的种植时间较长，容易受到有机氯农药的污染。黄芪属于一种传统的中药材，有扶正补气的功效，还可以增强机体的免疫功能，所以市场需求较大，安全性问题受到了消费者的极大关注。（图 2-61、图 2-62）

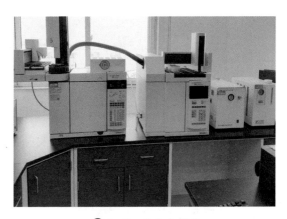

图 2-61　气相色谱仪

有文献报道，所选取的黄芪样品中的有机氯农药的残留量都比较低，不同产地黄芪中所含有机氯农药残留量和同一个省份不同产区黄芪中有机氯农药残留量都是有差别的。这主要是因为当地种植黄芪的土壤、其他自然环境因素和黄芪的种植规范化程度不一样造成的。通过中药材 GAP 管理，规范化黄芪种植可以有效降低有机氯农药残留的污染，提高黄芪的品质。

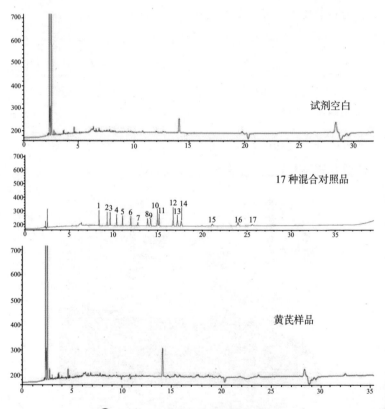

图 2-62　17 种有机氯农残气相色谱图

1：六氯苯；2：α-六六六；3：五氯硝基苯；4：γ-六六六；
5：七氯；6：艾试剂；7：β-六六六；8：氧化氯丹；9：δ-六六六；
10：顺式环氧七氯；11：反式环氧七氯；12：反式氯丹；
13：顺式氯丹；14：PP'-DDE；15：OP'-DDT；16：PP'-DDD；
17：PP'-DDT

四、黄芪的商品规格与等级划分

商品规格和等级是市场上中药材定价的重要依据，也是评价中药材品质的外在标志，可作为衡量和评价药材质量优劣的标准。根据《七十六种药材商品规格标准》收载的情况，黄芪药材划分 4 个等级。特等：呈圆柱形的单条，斩疙瘩头或喇叭头，顶端间有空心；表面灰白色或淡褐色；质硬而韧；断面外层白色，中间淡黄色或黄色，有粉性；味甘，有生豆气；长 70cm 以上，上中部直径约 2cm 以上，末端直径不小于 0.6cm，无须根、老皮、虫蛀、霉变。一等：呈圆柱形的单条，斩疙瘩头或喇叭头，顶端间有空心；表面灰白色或淡褐色；质硬而韧；断面外层白色，中间淡黄色或黄色，有粉性；味甘，有生豆气；长 50cm 以上，上中部直径 1.5cm 以上，末端直径不小于 0.5cm。二等：呈圆柱形的单条，斩疙瘩头或喇叭头，顶端间有空心；表面灰白色或淡褐色；质硬而韧；断面外层白色，中间淡黄色或黄色，有粉性；味甘，有生豆气；长 40cm 以上，上中部直径 1cm 以上，末端直径不小于 0.4cm，间有老皮。三等：呈圆柱形的单条，斩疙瘩头或喇叭头，顶端间有空心；表面灰白色或淡褐色；质硬而韧；断面外层白色，中间淡黄色或黄色，有粉性；味甘，有生豆气；不分长短，上中部直径 0.7cm 以上，末端直径不小于 0.3cm，间有破短节子。

按照黄璐琦、詹志来、郭兰萍主编《中药材商品规格等级标准汇编》，黄芪分为栽培黄芪、仿生黄芪两种规格；其中栽培黄芪又分为大选、小选、统货三个等级，仿生黄芪又分为特等、一等、二等、三等四个等级。（图 2-63～图 2-67）

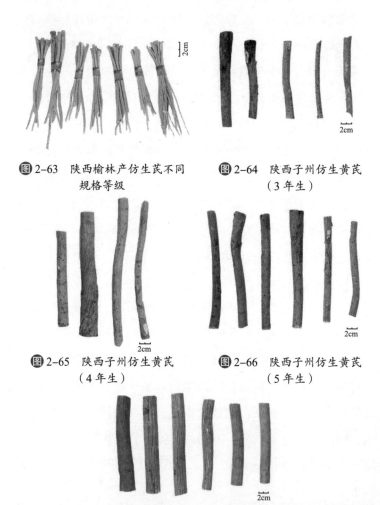

图 2-63　陕西榆林产仿生芪不同
　　　　　　规格等级

图 2-64　陕西子州仿生黄芪
　　　　　　（3 年生）

图 2-65　陕西子州仿生黄芪
　　　　　　（4 年生）

图 2-66　陕西子州仿生黄芪
　　　　　　（5 年生）

图 2-67　陕西子州仿生黄芪（6 年生）

另外，王宝琹等对黄芪各个产区做了较为深入和细致的调查，对黄芪的商品名称和原植物来源进行了整理和归类。其中卜奎芪、宁古塔芪、武川芪（红蓝芪）、口芪（黑石滩芪）等名字现今多已不采用或消失。而把浑源芪外皮染黑冠以冲正芪的名字销售，主要是因为当时东北黑土地产的膜荚黄芪外皮为棕黑色。（图 2-68~ 图 2-70）

表 2-3　消失的黄芪商品规格

名称		主产区	
浑源芪	冲正芪（染黑） 炮台芪（正、副）	主产于山西雁北地区的浑源、应县、代县、繁峙、天镇、阳高等地区。	蒙古黄芪（又称白皮芪）
武川芪（红蓝芪）	—	主产于内蒙大青山脉的武川、武东、固阳等地区。	
口芪（黑石滩芪）	—	主产于内蒙锡盟南部、昭盟西部、乌盟东部及河北的沽源、张北。	
黑皮芪	卜奎芪	黑龙江的齐齐哈尔一带的甘南、富裕及内蒙古的莫力达瓦旗、阿荣旗、扎兰屯等地区。	膜荚黄芪
	宁古塔芪	黑龙江牡丹江一带的宁安、林口、穆棱、海林等县。	

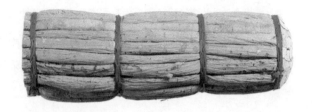

5cm

图 2-68　山西浑源产炮台芪

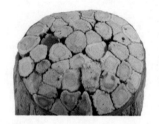

图 2-69　山西浑源产炮台
　　　　芪（横切面）

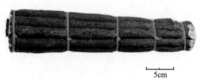

5cm

图 2-70　山西产冲正芪

第四节
此"黄芪"非彼"黄芪"

一、黄芪混淆品介绍

中药黄芪是最为常用的中药之一，但市场中或民间称谓上存在一些易混淆的品种或伪品，黄芪出现的混淆品有圆叶锦葵、梭果黄芪、紫苜蓿、蓝花棘豆、锦鸡儿等。

二、黄芪混淆品性状特征

（一）圆叶锦葵

为豆科植物圆叶锦葵 *Malva rotundifolia* L. 的干燥根。圆柱形，根头较大，有 2~10 地上茎残基，下部较细，有分枝 3~5 条。具明显纵皱纹、纵沟及众多须根，横向棕色皮孔。长 20~30cm，直径 0.7~1.5cm；表面棕色或土黄色，质坚而脆，断面纤维性，皮部黄色或黄白色，木部黄色，形成环灰黄色。气浓郁，味甜，嚼之略带黏性。（图 2-71）

（二）梭果黄芪

为豆科植物梭果黄芪 *Astragalus ernestii* Cormb. 的干燥根。圆柱形，少分枝，长 10~30cm，直径 1.7~2.5cm；表面淡棕色或灰棕色，具纵皱纹及横向皮孔。质硬稍韧，断面疏松，纤

维性强，形成环不明显，皮部淡黄白色，木部淡黄色；有放射状纹理；皮部和木部常分离。味淡、微涩。（图 2-72）

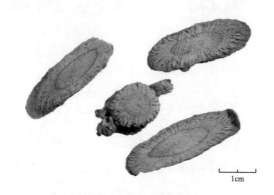

图 2-71　圆叶锦葵

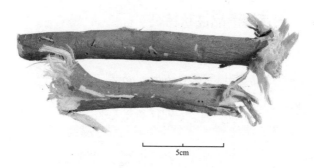

图 2-72　梭果黄芪

（三）蓝花棘豆

为豆科植物蓝花棘豆 *Oxytropis caerulea*（Pall.）DC. 的干燥根。圆柱形，长 10~30cm，直径 0.8~2cm；表面棕黄色或棕红色，具纵皱纹，栓皮易剥落。根头上有 3~20 个 2 次分枝的地上残基。质轻而绵韧，断面纤维性强。气微，味淡。（图 2-73）

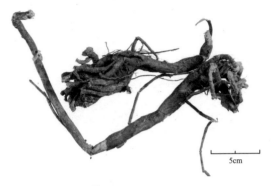

5cm

图 2-73　蓝花棘豆

（四）锦鸡儿

为豆科植物锦鸡儿 *Caragana sinica*（Buc'hoz）Rehder 的干燥根。圆柱形，长 4~20cm，直径 1~1.5cm；栓皮多已除去，面浅黄色；未除去栓皮者表面褐色，具纵皱纹及残存的棕色横向皮孔。质硬而脆，折断面纤维性，淡黄色至黄棕色。气微，味淡，嚼之有豆腥味。（图 2-74）

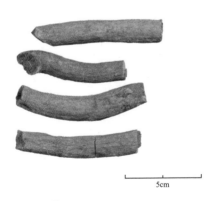

5cm

图 2-74　锦鸡儿

（五）蜀葵

为锦葵科植物蜀葵 *Althaea offcinalis* L. 的干燥根。呈圆柱形，上端粗大，头部有地上茎残基，向下渐细，有侧根及细枝根。表面土黄褐色，有细纵皱纹，具明显的横向线状皮孔。断面黄白色。质坚硬，味淡，嚼之无豆腥味。（图 2-75）

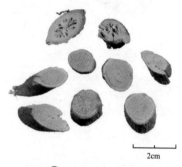

2cm

图 2-75　蜀葵

另外，还有文献报道过紫苜蓿、塔城黄芪、白香草木樨、多花黄芪等习用品冒充黄芪使用的现象。

第二章

黄芪之用

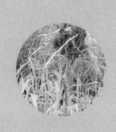

第一节
黄芪的药理作用

　　黄芪在我国有 2000 多年的药用历史，汉代《神农本草经》记载黄芪："主痈疽，久败疮，排脓止痛，大风痛疾，五痔，鼠瘘，补虚，小儿百病。"《金匮要略》用其补气活血、利水。魏晋南北朝时期，黄芪为治痈之要药。唐代孙思邈所著《备急千金要方》记载了大枣汤、黄芪散等方剂。宋代《太平圣惠方》记载以黄芪散治虚劳小腹里急，少气羸弱，是取其益气补虚之功；《太平惠民和剂局方》中牡蛎散治气虚不足，自汗盗汗，是取黄芪补气固表之用。金元时期，对黄芪的功效总结趋于完善："甘温纯阳，其用有五：一诸虚不足，二益元气，三壮脾胃，四壮肌肉，五排脓止痛，活血生血。"明代对黄芪的炮制、配伍等多有创新，《本草汇言》记载："黄芪补肺健脾，实卫敛汗，驱风运毒之药也。"黄芪可以实卫而敛汗，可以济津以助汗，可以荣筋骨，可以生肌肉，可以托脓毒。清代《本草备要》中指出："黄芪生用固表，无汗能发，有汗能止，温分肉，实腠理，泻阴火，解肌热，炙用补中，益元气，温三焦，壮脾胃，生血生肌，排脓内托，疮疡圣药。"因此，凡气虚衰弱，体倦乏力，懒言少食，四肢麻木，发热汗出，中气下陷，痈肿疮疡内陷，四肢浮肿，小便不利等，均可以黄芪主治之。

黄芪有着十分复杂的化学成分，主要有黄酮类化合物、皂苷类化合物、黄芪多糖、生物碱、葡萄糖醛酸及多种微量元素等。黄酮类化合物约有40种，其中包括黄酮、异黄酮、异黄烷、紫檀烷4大类；皂苷类化合物包括40多种三萜皂苷类化合物，主要有黄芪皂苷Ⅰ~Ⅷ、乙酰基黄芪皂苷Ⅰ、异黄芪皂苷、大豆皂苷、黄芪皂苷甲、黄芪皂苷乙等；多糖类成分主要有葡聚糖和杂多糖，葡聚糖包括水溶性葡聚糖和水不溶性葡聚糖，杂多糖大多是水溶性酸性杂多糖；生物碱类化合物共6种，分别为黄芪碱A、B、C、D、E、F；还有25种氨基酸化合物、多种微量元素及其他多种化学成分。

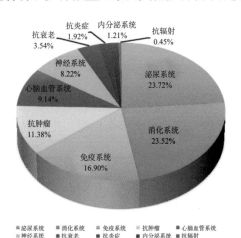

图 3-1 黄芪用于治疗各种疾病的研究文献占比

抗辐射（0.45%）；内分泌系统（1.21%）；抗炎症（1.92%）；抗衰老（3.54%）；神经系统（8.22%）；心脑血管系统（9.14%）；抗肿瘤（11.38%）；免疫系统（16.90%）；消化系统（23.52%）；泌尿系统（23.72%）

无论从中医治疗，还是西医学观察，黄芪均是一味好药。所以，民间自古就有"冬令取黄芪配成滋补强身之食品"的习惯。除此之外，黄芪还具有改善物质代谢、保护神经、增强性腺功能、抗菌及抑制病毒、抗病毒性心肌炎、抗骨质疏松、抗溃疡、降血脂、抗血栓及治疗重症肌无力等作用。（图3-1）

一、治疗心脑血管系统疾病

心脑血管系统疾病一般与动脉粥样硬化有关，包括高血压、心绞痛、冠心病和急慢性心肌梗死等。中医研究认为，心脑血管疾病的基本发病机制是气血失衡，可通过调气活血来改善病证，临床上常采用疏风散邪、活血化瘀、益气养血和滋阴培本等辨证论治法。

黄芪中的黄芪皂苷增强心脏正性肌力效果显著，可对心肌细胞起到较好的保护作用。同时黄芪还可有效改善血液流变学指标，减少心脏负荷，增强巨噬细胞和网状内皮系统的吞噬功能，有利于 T 细胞玫瑰花结形成率及 T 细胞转化率，有利于诱导生成干扰素，增强白细胞介素活性。

（一）治疗冠心病

常规疗法加黄芪注射液静脉滴注治疗冠心病心绞痛，可明显改善左室舒张功能，超氧化物歧化酶（SOD）活性明显提高。大剂量黄芪注射液对冠心病心绞痛有明显的治疗作用，可以改善左心收缩功能，使左心排血量显著升高，心肌耗氧量下降。

（二）治疗心力衰竭

黄芪注射液可直接注入患者右心房治疗充血性心力衰竭，可使患者各时间点心排血量、心排血指数较用药前有显著升高，而肺动脉平均压、肺毛细血管楔压均有明显下降。用于治疗老年慢性心力衰竭，可使患者心功能普遍改善，并减少患者的中毒反应。

（三）治疗病毒性心肌炎

黄芪注射液治疗小儿病毒性心肌炎，可使患儿心肌损伤明显减轻，心功能显著改善。

（四）治疗脑血管疾病

黄芪具有明显的扩张血管、降低血压的作用，对原有血压增高患者，在应用常规降压药物的同时应用较大剂量的黄芪，并不会引起血压的升高；对原来血压正常的患者，应用较大剂量的黄芪，血压会有轻度下降。

二、治疗消化系统疾病

（一）治疗胃部疾病

黄芪注射液对改善纳差、乏力以及上腹饱胀不适等临床症状疗效显著，且无不良反应。采用参芪健胃冲剂治疗萎缩性胃炎，治疗后患者腹痛喜按、胃脘冷感、喜热饮和纳差全部消失，腹胀、嗳气、消瘦、贫血明显好转。

黄芪复方制剂，如黄芪建中汤、黄芪养胃颗粒等有抗溃疡作用。黄芪建中汤煎剂对幽门结扎及醋酸性大鼠胃溃疡有显著保护作用，能降低溃疡指数，缩小溃疡面积。黄芪养胃颗粒治疗胃溃疡，与减弱胃酸排泌有关，另还与抗胆碱能作用及中枢机制有关。

（二）治疗肝炎

黄芪皂苷及多糖具有显著的保肝作用。黄芪注射液可用于治疗急性黄疸型肝炎、慢性丙型肝炎和慢性乙型肝炎。可明显改善慢性肝炎患者乏力、纳差、腹胀、肝区疼痛等临床主要症状，治疗后患者肝功能明显改善，肝纤维化程度显著下降，临床症状明显好转。

三、治疗呼吸系统疾病

在对肺心病患者进行常规治疗的基础上，每天使用黄芪注射液配合治疗，在改善患者的症状、气血以及缩短疗程等方面都产生了显著的效果。

在肺结核治疗中，采用黄芪注射液的患者远比接受常规治疗方法的患者痊愈的概率要高。另外，在采用黄芪注射液治疗的患者组中Ⅱ、Ⅲ、Ⅳ型肺结核的患者治愈率远高于常规治疗组的治愈率，而且Ⅰ、Ⅲ型肺结核的治愈率明显高于Ⅳ型肺结核的治愈率。

肺炎患者在进行常规治疗的基础上，使用黄芪注射液或者口服液进行治疗的结果显示，使用黄芪注射液或者口服液治疗的有效率远高于单纯使用西药进行肺炎治疗的有效率。另外，黄芪注射液可以有效治疗儿童的喘息性支气管炎以及支原体肺炎造成的呼吸道感染等疾病。

四、治疗泌尿系统疾病

（一）治疗糖尿病肾病

黄芪注射液治疗早期糖尿病肾病患者，可使尿蛋白排泄率比治疗前有显著下降。应用黄芪煎汤配合其他药物治疗糖尿病肾病，患者双下肢浮肿、腹水等临床症状明显改善，血浆白蛋白、血浆球蛋白升高，而 24 小时尿蛋白定量及血尿 β_2-MG 显著下降。研究表明，黄芪中的微量元素硒能保护肾小球基底膜的电荷屏障和机械屏障，由此降低蛋白尿，与其治疗肾脏疾病有关。另有研究表明，黄芪中的中等极性黄酮类化合物是黄芪对肾炎蛋白尿治疗作用的物质基础。

（二）治疗肾病综合征

单独用黄芪注射液可使患者的 T 淋巴细胞及其百分率明显增高。采用黄芪注射液加胰岛素治疗肾病综合征，治疗后患者纳差、乏力、下肢浮肿、胸腹水等症状明显减轻或消失，尿量、尿钠明显增加，体重明显减轻。

（三）治疗狼疮性肾炎

大剂量黄芪配合丹参注射液治疗狼疮性肾炎，治疗后患者发热、皮疹、关节痛、肌痛、浆膜炎、口腔溃疡、水肿等临床活动症状明显改善。

五、用于免疫系统调节

黄芪在免疫调节方面，有着非常悠久的用药历史。《本草纲目》中称其为"补者之长"，可治一切气衰血虚之证。现代临床药理研究证实，黄芪对机体的免疫功能有正向调节作用，可通过不同方面促进机体的抗体生成，提高机体细胞免疫功能，提高非特异性免疫功能，增强树突状细胞功能，提高 NK 细胞的活性，提高机体免疫力。黄芪中的黄酮类、皂苷类、多糖、氨基酸、微量元素等化学成分，可促进机体的特异性和非特异性免疫，具有较强的免疫学药理活性。

（一）对非特异性免疫功能的影响

黄芪可提高机体非特异性免疫功能，激发患者的肾上腺皮质功能，促进肾上腺皮质激素的分泌，增强机体抗炎、抗过敏、解痉作用，同时可减少激素用量。

（二）对特异性免疫功能的影响

对患儿过敏性紫癜的初步治疗结果显示，黄芪有提高 Th1 细胞因子的作用，同时还有降低 Th2 细胞因子的作用。以常规治疗方法配合服用黄芪口服液治疗病毒性心肌炎，结果显示能显著提高外周血 T 淋巴细胞亚群，改善病毒性心肌炎患者细胞免疫状况。脑梗死发病后存在不同程度的淋巴细胞免疫功能紊乱，黄芪的免疫调控可减轻梗死急性期免疫反应所致的神经细胞病理损伤。黄芪在一定程度上能增加激素和免疫抑制剂对系统性红斑狼疮患者细胞凋亡的抑制作用，并调节 T 淋巴细胞亚群比例和功能趋向正常。

（三）对体液免疫功能影响

黄芪多糖能明显促进 B 细胞的增殖分化，改善免疫功能低下；可增加脾脏抗体形成细胞的数量，促进免疫球蛋白 IgG 的产生，并改善免疫抑制状态；还能促进中枢免疫器官的发育。

六、治疗内分泌系统疾病

反复低血糖可致内分泌反向调节失败，黄芪注射液可通过激活下丘脑糖敏感区域 PVN 神经核团的活性，部分重建荷尔蒙的分泌并有效阻止低血糖的发展。另外，黄芪皂苷 IV 可以增加低血糖时荷尔蒙反向调节激素的分泌，从而减少对外源葡萄糖的需求。

牡蛎黄芪汤联合他巴唑治疗甲状腺功能亢进患者，患者甲状腺激素水平明显低于单用他巴唑治疗的患者；联合治疗能有效改善患者的临床症状，能有效提高患者临床疗效。黄芪酸枣仁汤治疗甲状腺功能亢进症疗效显著，可降低血清游离三碘甲状腺原氨酸、游离甲状腺素水平，升高促甲状腺激素水平，缩小甲状腺体积，降低中医证候积分，减少不良反应。

七、用于恶性肿瘤治疗

近年来，黄芪在抗肿瘤领域的研究成为了热点。黄芪主要的抗肿瘤机制包括免疫调节作用、抑制肿瘤细胞生长增殖、抑制肿瘤组织血管生成、促进肿瘤细胞凋亡、影响肿瘤组织代谢。黄芪中的黄酮类物质可对肝癌细胞的生长过程进行有效的抑制，并且随着黄芪用药量的增加，这种抑制作用的时间随之延长。黄芪多糖能够对人体的免疫力进行有效的调节，从而有助于增强机体的抗肿瘤能力。黄芪总苷可显著抑制癌细胞的生长，并能作用于具备耐药性的癌细胞上，可显著增强细胞对化疗的敏感性，还能显著改善部分药物的外排能力，有效提高患者抗肿瘤治疗的效果。

黄芪具有显著的抗癌作用，在抗肿瘤治疗时的应用比较广泛。临床医师在对肿瘤疾病患者进行治疗时，一般会将黄芪注射液和化疗药剂进行联合应用，以减轻化疗药物对患者机体组织造成的损伤，并有助于增强细胞的免疫功能。现代研究表明，黄芪中的硒元素能够减轻顺铂的肾脏毒性。并且，长时间对黄芪注射液进行合理应用，还有助于增强机体中健康细胞的抵抗能力，从而有助于降低因放疗所致的皮肤炎症发生率。临床医师在肿瘤疾病的治疗中应用黄芪，一是为了让黄芪能够充分发挥出其抗肿瘤作用，二是为了增强患者的机体免疫力，改善新陈代谢功能，三是为了减轻化疗药物的不良反应，有效减少患者化疗期间发生不良反应的风险，提高临床疗效。

八、其他作用

黄芪可通过改善衰老相关基因表达、抑制端粒缩短、抑制衰老相关酶表达、降低皮肤成纤维细胞凋亡，起到清除自由基及抗脂质过氧化物、抗皮肤衰老和抗骨衰老的作用。

黄芪能清除辐射产生的自由基，提高机体的防御能力，因此具有良好的抗辐射作用，可为放射科医生提供防护。黄芪内含多种抗菌有效成分，而且能增强机体的免疫功能，因此还能用于预防某些传染病的发生。

第二节
黄芪的制剂

一、黄芪制剂概括

黄芪在历版《中国药典》中均有收载，以黄芪为主的制剂有丸剂、膏剂、片剂、胶囊剂、颗粒剂、糖浆剂、合剂等，如黄芪颗粒、北芪片、玉屏风口服液、黄芪口服液、黄芪建中丸、黄芪健胃膏、西洋参黄芪胶囊。目前临床常用的黄芪新剂型主要有黄芪口服液、黄芪颗粒（冲剂）、注射用黄芪多糖灭菌粉末、黄芪注射液等。黄芪口服液为棕黄色的澄清液体，含丰富的氨基酸、多糖、胡萝卜素、叶酸、多种微量元素、黄酮、黄芪皂苷、胆碱和葡萄糖醛酸等，用于治疗慢性病毒性肝炎、小儿反复呼吸道感染、肾病综合征、恶性肿瘤等。黄芪颗粒（冲剂）为淡黄色颗粒，该药口感好，可作为治疗肾病较好的辅助用药。黄芪注射液的有效成分以黄芪皂苷为主，临床已广泛用于冠心病、充血性心力衰竭、病毒性心肌炎、肾炎蛋白尿、慢性肾炎、病毒性肝炎等疾病的治疗。注射用黄芪多糖灭菌粉末为类白色无定形粉末，无臭无味，主要用于癌症患者化疗或放疗后的辅助治疗。

近年来黄芪制剂也引进了一些新技术，如黄芪纳米微粒以纳米级的粒子作为药物载体，具有粒径小、比表面积大、表面反应活性高、活性中心多和吸附能力强等特性。纳米黄芪制剂既含水溶性组分又含醇溶性组分，有助于提高黄芪疗效。又如黄芪多糖脂质体系黄芪多糖用脂质体包被而成。脂质体作为药物载体的优点在于，其具有较强的选择性、靶向性及免疫佐剂功能而无免疫原性和毒性。另外黄芪胶囊能提高慢性肾炎实验动物的血浆蛋白，降低血脂，可用于防治慢性肾功能不全。黄芪制剂在治疗过敏性鼻炎方面也有也有显著效果，如复方黄芪鼻腔喷雾剂，该药主要成分为黄芪提取物和多糖。临床常用的部分黄芪制剂如下。

❶ 黄芪颗粒《中华人民共和国药典》

【组成】黄芪。

【功效】补气固表，利尿，托毒排脓，生肌。用于气短心悸，虚脱，自汗，体虚浮肿，慢性肾炎，久泻，脱肛，子宫脱垂，痈疽难溃，疮口久不愈合。

❷ 黄芪生脉饮《医学启源》生脉散演变而来

【组成】黄芪、党参、麦冬、五味子。

【功效】益气滋阴，养心补肺。用于气阴两虚，心悸气短的冠心病患者。

❸ 黄芪建中丸《金匮要略》黄芪建中汤演变而来

【组成】黄芪、肉桂、白芍、甘草（蜜炙）、大枣。

【功效】补气散寒，健胃和中。用于脾胃虚寒所致的恶寒腹痛，身体虚弱。

❹ **黄芪健胃膏**（《中华人民共和国药典》）

【组成】黄芪、桂枝、甘草、白芍、生姜、大枣。

【功效】补气温中，缓急止痛。用于脾胃虚寒所致的胃痛，症见胃痛拘急、畏寒肢冷、喜温喜按、心悸自汗；胃及十二指肠溃疡见上述证候者。

二、黄芪制剂与服用建议

（一）黄芪单味药口服制剂

这类制剂不论黄芪片、北芪片、黄芪精还是黄芪颗粒，都是由单味黄芪制成的，虽然剂型有异，品名不同，功效主治略有不同，但本质相同。黄芪片和黄芪颗粒具有补气固表、利尿、托毒排脓之功效，用于气短心悸、虚脱、自汗、体虚浮肿、慢性肾炎、久泻、脱肛、子宫脱垂、痈疽难溃、疮口久不愈合；北芪片补气固表，托毒生肌，利水消肿，用于气虚所致倦怠乏力、气短多汗、便溏腹泻、脱肛、子宫脱垂、疮口久不愈合等；黄芪精和黄芪精颗粒补血养气，固本止汗，用于气虚血亏、表虚自汗、四肢乏力、精神不足或久病衰弱、脾胃不壮。

以上制剂均应在阴凉干燥处存放，避免阳光直射，以温度不超过25℃为宜。常见的黄芪单味药口服制剂如下。

❶ **黄芪精**

【组成】黄芪和辅料（蜂蜜、防腐剂、香精、纯化水）。

【制法】黄芪和辅料加工制成口服液。

【保存方法】密封保存。

❷ 黄芪精颗粒

【组成】黄芪和辅料。

【制法】黄芪和辅料加工制成颗粒。

【保存方法】密封保存。

❸ 黄芪片

【组成】黄芪和辅料。

【制法】黄芪加入适量辅料，制成颗粒后压制成片。

【保存方法】密封保存。

❹ 黄芪颗粒

【组成】黄芪。

【制法】黄芪经水煎煮、醇提取后的清膏加入辅料制成颗粒。

【保存方法】密封保存。

（二）黄芪复方口服制剂

黄芪复方口服制剂为黄芪和其他中药组成，方中组成药物共同发挥作用。要根据患者的症状、医师的诊断辨证论治，综合选定使用何种制剂。这类制剂除有丸剂、散剂、片剂、胶囊剂以外，还有口服液、冲剂、合剂等。就剂型来看，口服液、合剂均为液体制剂，冲剂只需服用前用热水冲开，冲开后也属于液体制剂，此类剂型具有口感佳、发挥药效快、易吸收等优点，缺点是对光、热不稳定，因此须在避光、阴凉处密封保存，否则极易变质，产生絮状物。常见的黄芪复方口服制剂如下。

❶ 参芪口服液

【组成】党参、黄芪。

【制法】党参和黄芪制成灭菌水溶液，辅料为单糖浆和山梨酸钾。

【功效主治】补气扶正，用于体弱气虚，四肢无力。

❷ 心荣口服液

【组成】黄芪、地黄、麦冬、五味子、赤芍、桂枝。

【功效主治】助阳、益气、养阴。用于心阳不振、气阴两虚所致的胸痹，症见胸闷隐痛、心悸气短、头晕目眩、倦怠懒言、面色少华；冠心病见上述证候者。

【使用注意】孕妇慎用；偶见口干、恶心，大便失调，一般不影响治疗；本品久置可有沉淀，摇匀后服用。

❸ 黄芪健胃膏

【组成】黄芪、桂枝、甘草、白芍、生姜、大枣。

【功效主治】补气温中，缓急止痛。用于脾胃虚寒所致的胃痛，症见胃痛拘急、畏寒肢冷、喜温喜按、心悸自汗；胃及十二指肠溃疡见上述证候者。

【保存方法】密封贮藏。

【使用注意】消化道出血时慎服。

❹ 十一味参芪片（胶囊）

【组成】人参（去芦）、黄芪、天麻、当归、熟地黄、泽泻、决明子、菟丝子、鹿角、枸杞子、细辛。

【功效主治】补脾益气。用于脾气虚所致的体弱、四肢无力。

❺ 升气养元糖浆

【组成】党参、黄芪、龙眼肉。

【功效主治】益气、健脾、养血。用于气血不足、虚弱所致的面色萎黄、四肢乏力。

【保存方法】密封，置阴凉处保存。

❻ 升血颗粒

【组成】皂矾、黄芪、山楂、新阿胶、大枣。

【功效主治】补气养血。用于气血两虚所致的面色淡白、眩晕、心悸、神疲乏力、气短；缺铁性贫血见上述证候者。

【使用注意】禁用茶水冲服。

❼ 玉泉胶囊（颗粒）

【组成】天花粉、葛根、麦冬、人参、茯苓、乌梅、黄芪、甘草、地黄、五味子。

【功效主治】养阴益气、生津止渴、清热除烦。主治气阴不足，口渴多饮，消食善饥；糖尿病属上述证候者。

【使用注意】孕妇忌服，应定期复查血糖。

❽ 玉屏风口服液（颗粒、胶囊）

【组成】黄芪、防风、白术（炒）。

【功效主治】益气、固表、止汗。用于表虚不顾，自汗恶风，面色㿠白，或体虚易感风邪者。

【保存方法】密封，置阴凉处保存。

（三）黄芪提取物注射制剂

黄芪注射液是我国较早开发的中药注射液品种之一，是豆科植物蒙古黄芪或膜荚黄芪干燥根的水提灭菌溶液，具有广泛的药理作用。皂苷类、黄酮类、氨基酸类成分为其功效的主要物质基础。具有益气养元、扶正祛邪、养心通脉、健脾利湿的功效。广泛应用于心气虚损、血脉瘀阻之病毒性心肌炎，心脑血管疾病及肾脏疾病等。急性毒性试验、长期毒性试验以及临床研究均表明，黄芪注射液效果确切，不良反应较少。

注射用黄芪多糖是以黄芪多糖制成的类白色无定形粉末。黄芪多糖是黄芪的干燥根经提取、浓缩、纯化而成的水溶性杂多糖，淡黄色，粉末细腻，均匀无杂质，具引湿性。黄芪多糖由己糖醛酸、葡萄糖、果糖、鼠李糖、阿拉伯糖、半乳糖醛酸和葡萄糖醛酸等组成，可作为免疫促进剂或调节剂，同时具有抗病毒、抗肿瘤、抗衰老、抗辐射、抗应激、抗氧化等作用。常见的黄芪提取物注射制剂如下。

❶ 注射用黄芪多糖

【功效主治】益气补虚。用于倦怠乏力、少气懒言、自汗、气短、食欲不振属气虚证者；因化疗后白细胞减少、生活质量降低、免疫功能低下的肿瘤患者。

【使用注意】使用前需先做皮试，皮试阴性者方可使用。

❷ 黄芪注射液

【组成】黄芪和辅料（依地酸二钠、碳酸氢钠、甘油）。

【制法】用黄芪及辅料（依地酸二钠、碳酸氢钠、甘油）制成灭菌水溶液。

【功效主治】益气养元，扶正祛邪，养心通脉，健脾利湿。用于心气虚损、血脉瘀阻之病毒性心肌炎，心功能不全及脾虚湿困之肝炎。

【保存方法】遮光、密闭保存。

【使用注意】本品有过敏反应或严重不良反应病史者禁用，过敏体质者禁用；本品为温养之品，心肝热盛、脾胃湿热者禁用；家族对本品有过敏史者禁用。

　　黄芪是日常生活中较常见的一种中药，能益气固表、敛汗固脱、托疮生肌、利水消肿，已经被制成多种中成药。在不同的组方中，黄芪的作用可能不同。如玉屏风散中的黄芪能固表敛汗，对于表虚自汗、盗汗有很好的疗效。贞芪扶正颗粒中的黄芪能发挥很好的补气作用,对于肺癌、食道癌放化疗导致的气血虚弱、身体抵抗力下降能起到很好的作用。芪蛭通络胶囊中对于中风后遗症有很好的治疗作用,方中的黄芪发挥了很好的补气效果,气能统血,在补气的同时还发挥了活血的作用。患者可根据自身情况,谨遵医嘱选择合适的品种。

三、黄芪保健食品与服用建议

黄芪保健品均为黄芪和其他多种原料构成。含有黄芪或以黄芪为主的保健品有 1000 余种,厂家之多、品名之繁、部分夸大宣传无不困扰着广大消费者,对此类产品有一个总的、质的认识确有必要。

黄芪保健品涉及的保健作用大致有调节或增强免疫力、缓解体力疲劳、对辐射危害有辅助保护、辅助降血糖、缓解疲劳、润肠通便、改善营养性贫血等。消费者在选择时,应着重注意查看主要原料构成、保健功能、适宜与不适宜人群、注意事项,并结合自身实际情况理性购买。购买保健品的人群大致分为两类,一是身体长期有某些不适,希望通过应用保健品改善身体状况;二是无明显身体不适,希望通过应用保健品预防疾病。保健品仅具有保健的作用,并不能代替药物服用。所以第一类人群服用保健品后是否能够达到保健品所标示的保健作用与环境、情志、体质等多方面因素有关。

当服用保健品后，身体不适进一步加重时，一定要及时就医，以免延误病情。第二类人群无病无痛，不提倡服用保健品，因为健康状况尚佳，身体各项功能处在平衡和谐的状态，尽量不要人为打乱这种状态。若自行服用不适合自身体质的保健品，反而会破坏身体固有的平衡，适得其反。常见的含黄芪保健品如下。

❶ 西洋参黄芪枸杞何首乌胶囊

【组成】西洋参、黄芪、枸杞、何首乌、淀粉。

【功效主治】适用于免疫力低下者。

【保存方法】置阴凉干燥处贮存。

【使用注意】不适用于少年儿童、肝功能不全者、肝病家族史者。本品不能代替药物。

❷ 黄芪丹参铬胶囊

【组成】葛根、黄芪、丹参、吡啶甲酸铬、淀粉。

【功效主治】适用于血糖偏高者。

【保存方法】置阴凉干燥处贮存。

【使用注意】不适用于少年儿童。本品不能代替药物。

❸ 人参黄芪酒

【组成】黄芪、当归、枸杞子、淫羊藿、肉桂、大枣、人参、山楂、蜂蜜、白酒。

【功效主治】适用于易疲劳者。

【保存方法】置阴凉干燥处贮存。

【使用注意】不适用于少年儿童、孕妇。本品不能代替药物。

❹ **黄芪当归胶囊**

【组成】当归、黄芪、微晶纤维素、二氧化硅。

【功效主治】适用于接触辐射者。

【保存方法】置阴凉干燥处贮存。

【使用注意】不适用于婴幼儿、孕妇及乳母。本品不能代替药物。

❺ **芦荟黄芪茶**

【组成】芦荟全叶干粉、黄芪、乌龙茶。

【功效主治】适用于便秘者。

【保存方法】置阴凉干燥处贮存。

【使用注意】不适用于少年儿童、孕产妇、乳母及慢性腹泻者。本品不能代替药物。

❻ **当归阿胶黄芪党参熟地黄铁口服液**

【组成】黄芪、党参、熟地黄、当归、阿胶、葡萄糖酸亚铁、甜菊糖苷、纯化水。

【功效主治】适用于营养性贫血者。

【保存方法】置阴凉干燥处贮存。

【使用注意】不适用于少年儿童。本品不能代替药物。

第三节
黄芪的合理应用

黄芪又名黄耆，李时珍《本草纲目》曰："耆，长也，黄耆色黄，为补药之长，故名。"蒙古黄芪主要分布于甘肃、陕西、内蒙古、山西等省区，膜荚黄芪主要分布于东北、华北、西南、西北等省区，野生品与人工栽培品均有。黄芪入药已有悠久的历史，最早可以追溯到汉代以前。《神农本草经》将黄芪列为上品，用于治疗"痈疽，久败疮，排脓止痛，大风癞疾，五痔，鼠瘘，补虚，小儿百病"；《本草备要》认为黄芪"生用固表，炙用补中，益元气"。黄芪已经历了2000多年的药用历史，因其功效卓著，备受百姓和医者推崇，现今应用依然广泛。

一、单味黄芪用法用量

黄芪历史传统炮制方法以蜜炙、盐炙、酒炙（或炒）为主，目前国内临床上普遍采用的是蜜炙饮片和生品。《中国药典》2020版收载了黄芪及炙黄芪。

黄芪性甘，微温。归肺、脾经。可补气升阳，固表止汗，利水消肿，生津养血，行滞通痹，托毒排脓，敛疮生肌。用于气虚乏力，食少便溏，中气下陷，久泻脱肛，便血崩漏，表虚自汗，虚水肿，内热消渴，血虚萎黄，半身不遂，痹痛麻木，痈疽难溃，久溃不敛。用量为9~30g。

炙黄芪为黄芪的炮制加工品。为黄芪片，照蜜炙法炒至不黏手。性甘，温。归肺、脾经。功能为益气补中，用于气虚乏力，食少便溏。用量亦为9~30g。

二、黄芪方剂举隅

❶ 黄芪汤 (《太平圣惠方》)

【组成】黄芪二两（60g）（锉）、知母一两（30g）、石膏二两（60g）、白芍药一两（30g）、麦门冬一两（30g）（去心）、甘草半两（15g）（炙微赤，锉）、白茯苓一两（30g）、桂心一两（30g）、川升麻一两（30g）、熟干地黄一两（30g）、人参一两（30g）（去芦头）。

【制法】捣粗罗为散，每服四钱（12g），以水一中盏煎至六分，去滓温服，日三四服。

【功效主治】治痈溃后，补虚，去客热。

❷ 当归补血汤 (《内外伤辨惑论》)

【组成】黄芪一两（30g）、当归二钱（6g）（酒洗）。

【制法】上件哎咀，都作一服，水二盏，煎至一盏，去渣，温服，空心食前。

【功效主治】治肌热，燥热，困渴饮饮，目赤面红，昼夜不息。其脉洪大而虚，重按全无。《内经》曰：脉虚血虚。又云：血虚发热，证象白虎，惟脉不长实为辨耳，误服白虎汤必死。此病得之于饥劳役。

③ 归脾汤（《济生方》）

【组成】白术一两（30g）、茯苓一两（30g）（去木）、黄芪一两（30g）（去芦）、龙眼肉一两（30g）、酸枣仁一两（30g）（炒去壳）、人参半两（15g）（去芦）、木香半两（15g）、炙甘草二钱半（7.5g）。

【制法】每服四钱（12g），水一盏半，生姜5片，枣1枚，煎至七分，去滓温服，不拘时候。

【功效主治】治思虑过度，劳伤心脾，健忘怔忡。

④ 玉屏风散（《丹溪心法》）

【组成】防风、黄芪各一两（30g）、白术二两（60g）。

【制法】上每服三钱（9g），水一盅半，姜3片，煎服。

【功效主治】治自汗。

⑤ 防己黄芪汤（《金匮要略》）

【组成】防己一两（30g）、甘草半两（15g）（炒）、白术七钱半（22.5g）、黄芪一两一分（30.3g）（去芦）。

【制法】上剉麻豆大，每抄五钱匕，生姜4片，大枣1枚，水盏半，煎八分，去滓温服，良久再服。

【功效主治】风湿脉浮身重，汗出恶风者。

⑥ 透脓散（《外科正宗》）

【组成】黄芪四钱（12g）、山甲（炒末）一钱（3g）、川芎三钱（9g）、当归二钱（6g）、皂角针一钱五分（4.5g）

【制法】水二盅，煎一半，随病前后服，临入酒一杯亦好。

【功效主治】治痈疽诸毒，内脓已成，不穿破者，宜服之即破。

三、临床医师用药经验

（一）黄芪配伍白术

治疗肛肠病术后创面愈合迟缓，重用生黄芪 30g，生白术 15g，益气养血，健脾生肌，可促进伤口愈合，缩短创面愈合时间。治疗气虚下陷，冲任不固，经血失守之月经过多、崩漏下血、胎盘低置或有出血等症，可用黄芪 30g，配伍白术炭 10g 以健脾生血，同时亦有摄血之功。

（二）黄芪配伍丹参、三七

治疗冠心病、早搏或心房纤颤等，黄芪用量至少 30g，取其益气活血之功。常用黄芪 50g，丹参 20g，三七粉 4g（冲）或三七 7g，以气血双调，使心阳得复。

（三）黄芪配伍当归

治疗小儿惊风后遗症、成人中风后遗症及痿证等，重用黄芪大补脾胃之气，令气旺血行，瘀去络通，常用生黄芪 20~300g，当归 10g。治疗消渴病便秘或顽固性便秘，可用生黄芪 20g，当归 10g，肉苁蓉 10g，以补肾助阳，润肠通便。治疗诸血虚证，常以黄芪 50g，当归 10g 为主，加用人参、何首乌、熟地黄、砂仁、仙鹤草进行治疗。

（四）黄芪配伍防己

治疗肾性蛋白尿及水肿，用生黄芪 30~200g，汉防己 20~30g。防己利湿祛浊，湿邪除则尿蛋白、浮肿亦即消失；伏湿在下，得黄芪可因势利导，加强气化作用。治表虚湿痹证，取防己黄芪汤方意，以黄芪 30g，配伍防己 15g，固表祛风以行水，常加土茯苓利水渗湿，忍冬藤、青风藤、海桐皮祛风利湿。

（五）黄芪配伍桂枝

治疗慢性浅表性胃炎、消化道溃疡所致胃脘疼痛或脾虚泄泻，常用炙黄芪 9~30g，桂枝 10g，取黄芪建中汤之意。治疗皮肌炎，营卫虚弱、风邪痹阻之血痹，以生黄芪 20g，配伍桂枝 5g，再酌情加用清热解毒之品，可明显缓解手足肌肉疼痛、多汗等症状。治疗痿证，以黄芪 200g 为主药，大补中气，配伍桂枝 30g 通阳化气，使气血运行周身以荣养肌肉。治疗表虚自汗，以黄芪 50g 益气固表止汗，配伍少量桂枝 9g 解肌发表。治疗冠心病，常用炙黄芪 15g，配伍桂枝 6g，以温阳益气，通脉祛痹。

（六）黄芪配伍山茱萸

治疗肾性蛋白尿，黄芪用量一般从 60g 起，常用 100~200g，山茱萸用量 60~100g，为防药引起内热，可适当加入滋阴清热药物如知母、黄连等。

（七）黄芪配伍益母草

治疗糖尿病、肾病水肿或特发性水肿，常用黄芪 120g，

益母草 100g。治疗慢性盆腔炎，常以生黄芪 15~30g 配伍益
母草 15g 治疗。

（八）黄芪配伍白及

治疗消化性溃疡、慢性萎缩性胃炎、功能性消化不良等，
常用生黄芪 15~30g，白及 10g，白芍 12~30g。其中生黄芪内
托生肌，补中气不足，又可去肌热，排脓止痛；白及收敛止
血，消肿生肌，尤善于治胃出血；白芍敛阴养血，缓急止痛。

四、黄芪食疗

❶ 砂仁黄芪猪肚

【组成】砂仁 6g，黄芪 20g，猪肚 1 个。

【制法】猪肚洗净，将砂仁、黄芪装入猪肚内，加水
炖熟，调味食用。

【功效】益气健脾，消食开胃。

【适宜人群】适用于脾胃虚弱之食少便溏、胃脘疼
痛。可用于胃下垂及慢性胃炎患者。

❷ 黄芪内金粥

【组成】生黄芪 12g，生薏苡仁、赤小豆各 10g，鸡
内金粉 7g，金橘饼 1 个，糯米 80g。

【制法】将生黄芪加水煮 20 分钟，取汁，加入薏苡
仁、赤小豆、糯米煮成粥，加入鸡内金粉即可。

【功效】黄芪能补气固表，敛疮生肌。薏苡仁健脾渗
湿，除痹止泻。赤小豆能利湿退黄，清热解毒。鸡内金

消食健脾，能使胃液分泌量及酸度增加，胃的运动功能增加，排空加速。糯米能补中益气。

❸ 黄芪山地粥

【组成】黄芪 30g，山药 100g，生地黄 15g。

【制法】黄芪、生地黄煎水取汁，山药研为粉末；将前汁煮沸，频频撒入山药粉，搅匀，煮成粥食。

【功效】本方黄芪、山药补气益脾，生地黄养阴清热；三者均能降血糖。用于糖尿病，气虚阴亏，口渴口干，尿频。

❹ 参芪粳米粥

【组成】生黄芪、党参各 30g，甘草 15g。

【制法】浓煎取汁，用粳米 100g，大枣 10 个，煮粥。待粥将熟时，兑入药汁，再煮至熟即可。每天 1 剂。

【功效】此粥可以治疗神疲乏力、自汗等症。

【适宜人群】中老年人体虚者可经常食用。

❺ 黄芪山药莲子粥

【原料】黄芪 100g，山药 100g，莲子肉（去心）100g。

【制法】将上三味洗净共煮粥。

【功效】健脾益胃止泻。

❻ 归芪鲤鱼汤

【原料】黄芪 100g，当归 50g，鲤鱼 1 条（重 700g左右）。

【制法】将黄芪、当归用纱布包好，加水适量，并放花椒、大茴、小茴、葱段、姜片、大蒜、精盐等调味品。炖至鱼熟，吃鱼喝汤，2次吃完。

【适宜人群】适用于营养不良、贫血和肾炎浮肿者，以及产后、病后体弱者。

【使用注意】浮肿者盐量宜少。

❼ 黄芪乌梅汤

【原料】黄芪、乌梅各200g，红砂糖250g。

【制法】将黄芪、乌梅加水1000ml，煮取500ml，去渣，入红砂糖收膏。每次20ml，日服2次。

【功效】补中益气，止痢。

❽ 母鸡黄芪汤

【原料】黄芪120g，母鸡1只。

【制法】母鸡宰后去内脏洗净，和黄芪炖烂，撇去浮油，喝汤吃肉。每月3~4次。

【功效】补气利尿消肿。

❾ 黄芪红枣茶

【组成】黄芪30g，红枣15g。

【制法】将黄芪红枣清洗干净，红枣去核，加适量清水，大火煮沸，小火熬煮30分钟即可。少量多次服用。

【功效】补气益血。

【适宜人群】适用于病后体虚，气血不足；或妇女月经过多，气血亏虚，少气懒言，面色㿠白，气短乏力。

五、黄芪禁忌证

古代诸医家对黄芪的证候禁忌记载较多，主要包括表实（面色苍黑、表邪旺、腠理实）、阴虚（阳盛阴虚、骨蒸）、中满气滞、上焦热盛、下焦虚寒、肝气不和（气实多怒）、血分热盛、中风及痰壅气闭等。《中药大辞典》将其归纳为"实证及阴虚阳盛者忌服"，较为得当地概括了古代本草所载各种证候禁忌。

辨证属于阴虚、湿热、热毒的肾病患者，用黄芪会导致病情恶化和复杂化，所以阴虚、湿热、热毒炽盛者应禁用黄芪，若必须用时，也不可单独大量使用，必须配伍运用。阴虚的临床表现有手足心热、口咽干燥、腰酸腰痛、潮热盗汗、失眠多梦、舌质红无苔、脉细数等。湿热的临床表现有口苦、口干、口黏、舌苔黄腻等。热毒炽盛者，临床表现有各种化脓性感染，如痤疮感染、咽部感染、腹膜炎等；满面通红、咽红咽干咽痛、口苦口干、唇舌红绛、舌苔黄燥、脉滑数等。

六、黄芪不良反应及处理方法

中药诱发不良反应的原因大体可分为药物、机体、生产三方面，如药物的品种、加工炮制、稳定性、使用方法和剂量等。人体对黄芪及其制剂的代谢能力不同，特别是老年人对药物的代谢能力降低，脏器功能减退，对药物的耐受性下降，更易发生不良反应与过敏反应。因此，在使用前详细询问患者既往用药史及药物过敏史是很有必要的。黄芪饮片引起不良反应的报道相对较少，症状较轻；黄芪注射液不良反应文献报道相对较多，提示医护人员和患者在使用时应注意。

（一）黄芪饮片引起的不良反应

1.偶见皮肤过敏

一例女性患者，因反复口腔溃疡伴有心烦失眠、口苦就诊。患者舌尖红苔薄黄，脉弦数，考虑心火亢盛，给予处方：黄芩 10g、黄连 3g、黄柏 10g、栀子 10g、生地 10g、丹皮 10g、赤芍 10g、蒲公英 20g、紫花地丁 20g、野菊花 20g、大青叶 10g、半枝莲 15g、白花蛇舌草 15g、赤石脂 10g、生山楂 10g、决明子 10g、荷叶 10g，水煎服，1 日 2 剂。服用 28 天后，口腔溃疡叩显好转，但觉少气懒言、汗多，于方中加用黄芪。服药 1 天后开始出现口唇发红、肿胀，手足出现手套及袜套样红斑，红斑与正常皮肤界限清晰，皮温稍高，瘙痒如蚂蚁爬行。患者有服用黄芪粉过敏史。给予葡萄糖酸钙静脉滴注，盐酸西替利嗪片口服，外用炉甘石洗剂，多饮水。5 天后皮疹消退，未再瘙痒。

2.过敏性腹泻

一例男性患者，59 岁，自述有时感到胸闷，说话声微气弱，叹息后有胸闷减轻感，所以常不自觉地长叹气。给予处方：柴胡、白芍各 12g，当归、青皮、白芥子、清半夏、知母各 9g，夏枯草、茯苓各 15g，牡蛎 20g，生黄芪 30g，香附、甘草各 6g，煎服。服用第 2 剂药时出现皮肤瘙痒，并见散在的红点，腹泻。服用第 3 剂药时，患者前胸后背出现了大片的药斑，大腿内侧为多，抓之则连成片，如荨麻疹状，腹泻严重，每天泻水样便 6~7 次，伴有腹部阵发性疼痛。1 个月后让患者再试 1 次，方中只用黄芪 9g，服第 2 天也出现了明显的过敏反应；把方剂中黄芪去掉，患者服之则安然无恙。

3. 出血症

一例男性患者，42 岁。因头昏目胀、困倦而自疑体虚，每日服黄芪 15g，红枣 21 个，白糖适量，煎汤，早晚各服 1 次，连服 3 天，牙龈出血如水渗溢，不绝于口。舌质红，苔黄白相兼而腻，脉滑小数。投藿香正气散加清热凉血之品，煮苏梗、制半夏、炒白木、广陈皮、焦山栀、炒黄芩、侧柏炭、大腹皮、六一散各 10g，秋桔梗 8g，白茯苓 12g，粉白及 20g。3 剂诸症悉减，再服 3 剂而安。

4. 失眠

一例女性患者，38 岁，工人。患者夜间盗汗历时 3 月，兼有心悸易惊，形体消瘦，五心烦热。面色苍白，舌红少苔，脉细数。证属阴虚火旺型盗汗。以当归六黄汤为主方：炙黄芪、浮小麦各 30g，生地黄、熟地黄各 15g，黄连 3g，麻黄根 8g，黄芩、黄柏、当归、枸杞子各 10g，煅龙骨、煅牡蛎各 20g，炙甘草、五味子各 5g。进上药 3 剂后，盗汗减轻，但整夜不眠。为判断是否为用黄芪之故，即于方中取出黄芪，再进 3 剂。服后盗汗除，睡眠改善。

5. 高血压

一例男性患者，41岁，曾患神经纤维瘤并行手术切除。现腰痛伴双下肢无力渐加重，双下肢软瘫1天，术后150天。住院后给以神经生长因子及针灸等治疗，同时服中药：黄芪60g、赤芍15g、白芍6g、当归6g、地龙12g、桃仁9g、红花6g、乌梢蛇15g、益智仁9g。服药6剂，患者感头胀痛、胸闷不适，测血压150~160/94~98mmHg。原方去黄芪，其他药物不变，继服10天后，头痛等症消失，血压恢复正常。

6. 皮疹、红肿

一例男性患者，34岁。因慢性前列腺炎在门诊服中药治疗已半年，转到我处就诊时，考虑患者有气虚症状，遂在原方基础上加用一味黄芪30g，患者告知以前曾服用过黄芪，因出现过敏而停用。当时认为黄芪引起过敏未见报道，患者出现过敏也许为其他因素巧合而误认为黄芪所致。因此坚持给患者加用黄芪。服用第1剂时尚无反应，服用第2剂后即出现口唇红肿如猪嘴，奇痒、灼痛，全身出现红色粟粒性斑丘疹、发痒，随即停药。改用抗过敏药物治疗1周后，症状消失。后加用其他补气药物再服，未见过敏。

7. 猩红热样药疹

一例女性患者，33岁。因体虚多汗而开水冲服生黄芪，致全身出现弥漫性皮疹伴瘙痒3天来诊。腹股沟、腋下瘙痒，并起密集似针帽大小的播散性红色斑丘疹，瘙痒渐甚，皮疹渐向躯干及四肢远端扩散。经检查无扁桃体肿大及"杨梅舌"。皮肤科：全身皮肤（以皱褶处为著）见弥漫性潮红充血性斑丘疹，部分融合成片，疹与疹之间有正常皮肤。诊断为猩红热样药疹。嘱患者停用黄芪，给予赛庚啶、路丁、维生素 C 口服，每日静脉滴注氢化可的松 200mg，外擦白色洗剂。2 天后皮损逐渐减退，症状减轻，后痊愈。

（二）黄芪注射液引起的不良反应

1. 过敏性休克

1 例女患者因心前区阵发性疼痛，给予黄芪注射液 20ml加入 5% 葡萄糖注射液 250ml 中静脉滴注，治疗 2 天。静脉滴注黄芪注射液约 15 分钟后，患者出现心悸，面色苍白，口唇发绀，四肢无力、冰冷，同时伴有呼吸急促、意识不清。立即停药，使患者平卧，给予高流量吸氧及抗休克治疗。30分钟后上述症状基本得到控制。

2. 药疹

1 例男患者，因上呼吸道感染、病毒性心肌炎给予黄芪注射液 40ml 加至 5% 葡萄糖注射液 250ml 中静脉滴注。约滴至10ml 时，突然出现全身皮肤瘙痒难忍，随即出现针头大的红色皮疹，颜面部及胸部大面积密集成片，四肢则对称散在分布，同时伴有头晕、头胀感。立即停止输液，肌内注射非那根注射液 2ml 并密切观察。约 1 小时后无瘙痒感，头晕、头胀症状逐渐消失，3 天后皮疹完全消退。

3. 溶血性贫血

1 例女患者因发热、皮肤黄入院，给予 10ml 黄芪注射液＋

10% 葡萄糖注射液 30ml 静脉滴注，次日皮肤出现黄染，尿呈浓茶色。入院诊断为上呼吸道感染，继续予上述液体治疗并加用青霉素 320 万 U+0.9% 氯化钠注射液 50ml 静脉滴注，1 次 / 天，患者黄疸加重，血色素持续下降，网织红细胞上升至 0.125。第 5 天停用黄芪注射液，尿液颜色变浅。第 7 天尿常规正常，病情开始好转。

4. 急性荨麻疹

1 例男患者，因食道癌入院，给予黄芪注射液 40ml 加入 0.9% 氯化钠注射液 250ml 中静脉滴注。15 分钟后患者全身奇痒，烦躁不安，继而全身出现多处红色块状丘疹，以四肢尤重，皮疹高出皮肤，边缘清楚，瘙痒难忍。立即给予 0.9% 氯化钠注射液 10ml、10% 葡萄糖酸钙注射液 10ml 静脉注射，氯丙嗪注射液 25 mg 肌内注射。10 分钟后瘙痒逐渐消失，10 小时后全身皮疹基本消退。此患者近期未服过其他药物，停用黄芪注射液后没再出现类似症状。

5. 肌痛症

1 例男患者因酒精性肝硬化入院，给予黄芪注射液 60ml 加入 5% 葡萄糖注射液 250ml 中静脉滴注。治疗 5 天后，患者出现双下肢腓肠肌痛，不伴痉挛、抽搐。体格检查示双下肢腓肠肌肌力正常，膝腱反射正常，无红肿、发热，肌张力稍增强，轻微压痛。经补钙、停用黄芪注射液后，肌痛缓解。

6. 迟发性严重静脉炎

1 例女患者因高血压入院，入院后口服通心络胶囊

（0.76g，3 次／天）、氨氯地平（5 mg，1 次／天）。经活血化瘀及抗高血压治疗 15 天后，给予黄芪注射液 20ml+5% 葡萄糖注射液 250ml，静脉滴注，1 次／天。在静脉滴注期间，患者感局部静脉血管穿刺部位轻度瘙痒及疼痛，遂停止输液，2 天后自感双上肢静脉血管走行处有蚁行感，皮肤有轻度瘙痒，继而双上肢及双臂均逐渐出现严重的红肿、疼痛、酸胀，同时双上肢活动受限。应用 50% 硫酸镁溶液湿敷及红外线照射等对症治疗 10 天后，红肿等症状全部消退。

7. 少尿

1 例男患者因乙型病毒性肝炎入院，给予一般保肝药物、能量合剂及葡萄糖氯化钠注射液 250ml+ 黄芪注射液 20ml 静脉滴注。当输入黄芪注射液约 20 分钟时，患者出现右上腹胀痛，未作特殊治疗，尿量较前减少。再次予上述治疗，当黄芪注射液滴至 20 分钟时，患者自觉全身肿痛感加重，尿量继续减少，第 3 天全身肿胀更甚，无尿。停用黄芪注射液，给予速尿 40mg、氢氯噻嗪 25mg 治疗。应用速尿 20 分钟后即排尿 100ml，全身肿胀明显减轻，继续治疗 2 天，症状全部消失。

8. 胃肠道反应

1 例男患者因病毒性肝炎就诊，给予静脉滴注 10% 葡萄糖注射液 500ml+ 黄芪注射液 20ml。滴至 40 分钟时，患者感觉腹胀，输液历时 1 小时，患者持续腹胀并有轻度腹泻。次日再次予上述治疗，用药近 1 小时，患者感腹胀难忍，且腹泻频繁，遂停止输液并进行对症治疗。1 周后病情逐渐好转。

9. 与其他药联用所引起的不良反应

1 例女患者因高血压、高黏血症入院，给予静脉滴注蝮蛇抗栓酶（0.25U，4 支）加入 5% 葡萄糖注射液 250ml，以及黄芪注射液 60ml 加入 5% 葡萄糖氯化钠注射液 200ml 中。输完黄芪注射液后，患者自觉双手及肘关节以下皮肤发痒，继之双膝关节以下发痒，随后出现约 2 cm 大小的红丘疹，奇痒难忍。给予静脉缓慢注射氯化钙溴化钠注射液 10ml 加地塞米松 10 mg 后，症状逐渐缓解。

1 例男患者因高血压入院，给予尼群地平片（5mg，3 次/天）、维生素 E（100 mg，1 次/天），5% 葡萄糖注射液 250ml+ 丹参注射液 20ml+ 黄芪注射液 20 ml 静脉滴注。滴入约 1 分钟时，患者突感腰背部剧痛，伴极度烦躁、寒颤。立即停止输液，给予吸氧、肌内注射安痛定 2ml、静脉注射山莨菪碱处理，约 3 分钟后症状缓解，情绪稳定。

参考文献

［1］唐慎微. 张存惠重刊. 重修政和经史证类备用本草［M］. 北京：人民卫生出版社，1959：178.

［2］佚名. 尚志钧校注. 神农本草经［M］. 北京：学苑出版社，2008：111.

［3］苏颂，尚志均辑校. 本草图经［M］. 合肥：安徽科学技术出版社，1994：123.

［4］李时珍. 本草纲目［M］. 北京：人民卫生出版社，2004：560-562.

［5］秦雪梅，何盼，李震宇，等. 黄芪的名称考证［J］. 中药材，2014，（37）：1077-1080.

［6］宋平顺，丁永辉，杨平荣. 甘肃道地药材志［M］. 兰州：甘肃科学技术出版社，2016：143-159.

［7］余坤子，刘靖，洪浩，等. 黄芪种植产地与生态环境及饮片规格的调查研究［J］. 中国中药杂志，2010，（35）：1112-1115.

［8］赵一之. 黄芪植物来源及其产地分布研究［J］. 中草药，2004（10）：1189-1190.

［9］徐国钧，徐珞珊主编. 常用中药材品种整理和质量研究（南方协作组）第二册［M］. 福建：福建科学技术出版社，1997.

[10] 赵明，段金廒，黄文哲，等. 中国黄芪属（*Astragalus Linn.*）药用植物资源现状及分析 [J]. 中国野生植物资源，2000（06）：5-9.

[11] 谢小龙，王溪森，赵利，王莉，李毅. 黄芪种质资源研究进展 [J]. 安徽农业科学，2005（01）：121-123.

[12] 张兰涛，郭宝林，朱顺昌，冯国志. 黄芪种质资源调查报告 [J]. 中药材，2006（08）：771-773.

[13] 王良信，刘娟，王凌诗. 内蒙黄芪学名的研究 [J]. 中国药学杂志，1992. 27（7）：11-12.

[14] 傅坤俊，何业祺，丁陈森. 中国植物志（第42卷，第1分册）[M]. 北京：科学出版社，1993.

[15] 王尔彤，刘玫，刘鸣远. 两种黄芪主根内部构造和有效成分含量变化规律的研究 [J]. 植物研究，1995（01）：92-96.

[16] 王尔彤，刘玫. 两种药用黄芪比较生物学研究 [J]. 植物研究，1996（01）. 85-91.

[17] 王良信，刘娟. 黑龙江省药用黄芪栽培驯化的若干问题——全国黄芪学术研讨会论文集 [C]. 1991.

[18] 谢小龙，王溪森，赵利，王莉，李毅. 陇西栽培蒙古黄芪原植物形态多样性研究 [J]. 安徽农业科学，2004（06）：1203-1204.

[19] 肖培根，冯毓秀，楼之岑，诚静容. 中药黄耆原植物和生药学的研究Ⅱ. 黄耆和红耆的形态与组织 [J]. 药学

学报，1964．11（3）：179-188．

［20］张春红，徐建平，王杰，等．内蒙古道地药材黄芪生态种植模式调查整理［J］．中国现代中药，2018，20（10）：1212-1224．

［21］张贵良．真伪黄芪的鉴别［J］．安徽医药，2003（06）：474．

［22］张海英．黄芪的真伪鉴别［J］．中华中医药学刊，2007（05）：1053-1054．

［23］顾茂辉．黄芪及其伪品药蜀葵根的生药鉴别［J］．中国药事，2006（09）：574-575．

［24］李玲．黄芪及其伪品的鉴别［J］．海峡药学，2005，17（4）：111-112．

［25］李彩虹，王彩艳，王晓静，等．宁夏道地黄芪重金属残留特征及污染评价［J］．北方园艺，2016，（21）：171-174．

［26］白春杰．中药黄芪中8种有机氯农药残留气相色谱分析及其检测结果研究［J］．当代医学，2018，24（19）：39-42．

［27］云南省食品药品监督管理局．云南省中药饮片标准第2册［M］．昆明：云南科技出版社，2005．

［28］湖南省卫生厅．湖南省中药饮片炮制规范［M］．长沙：湖南科学技术出版社，2010．

［29］李育霖．黄芪食疗药膳方五款［J］．东方药膳，2012，

（12）：9.

［30］王青，赵林华，邸莎.黄芪的临床应用及其用量探究
［J］.吉林中医药，2018，38（12）：1450-1454.

［31］熊红丽.黄芪的临床应用进展及其不良反应［J］.药学
服务与研究，2002，2（3）：180-182.

［32］马晶晶，李明，朱芸.黄芪的免疫调节作用及在系统性
红斑狼疮治疗中的应用［J］.中医临床研究，2011，03
（19）：118-119.

［33］周欣欣.黄芪的药理作用及其在呼吸系统疾病中的应用
［J］.临床医药文献电子杂志，2017，4（19）：3749，
3752.

［34］杨军胜，赵建华.黄芪对消化系统的影响［J］.北方药
学，2005，2（5）：51-52.

［35］鲁利娜，王晶娟.黄芪及其制剂的应用现状［C］.中国
商品学会.第四届中国中药商品学术大会暨中医药学科
教学改革教材建设研讨会论文集.2015：286-288.

［36］向丽娟，夏新中，毛坤，等.黄芪抗衰老研究现状［J］.
中国现代中药，2014，16（2）：177-180.

［37］张星华.黄芪应用的历史沿革［J］.江西中医药，
2008，39（2）：43.

［38］邓芳.黄芪注射液的不良反应［J］.中国药业，2006，
15（3）：79-80.

［39］毛丹丹.黄芪及其有效组分黄芪皂苷Ⅳ改善低血糖所致

内分泌反向调节失败作用机制的研究 [D]. 上海: 上海中医药大学, 2012.

[40] 徐娜, 何小景, 刚新玲, 等. 黄芪酸枣仁汤治疗甲状腺功能亢进症 [J]. 中医学报, 2019, 34 (2): 375-378.

[41] 李中珂. 牡蛎黄芪汤联合西药治疗甲状腺功能亢进症的效果观察 [J]. 中医临床研究, 2016, 8 (29): 58-60.

[42] 马国, 邓盛齐. 纳米技术在药学中的研究应用进展 [J]. 国外医药 (抗生素分册), 2004, (5): 233-237.

[43] 王怡, 王琛, 何立群. 黄芪胶囊对慢性肾炎蛋白尿大鼠血浆蛋白及免疫功能的影响 [J]. 中国中医药科技, 2002, (4): 257.

[44] 杨君, 刘志峰. 黄芪治疗小儿反复呼吸道感染临床观察 [J]. 中国中西医结合杂志, 2001, (1): 73.

[45] 王新国, 唐海峰. 黄芪多糖脂质体与 α-1b 干扰素治疗慢性乙肝临床观察 [J]. 中原医刊, 2000, 27 (2): 58-59.

[46] 尚云. 黄芪保心汤治疗冠心病无症状性心肌缺血患者 24 例临床观察 [J]. 中医杂志, 2000, 41 (9): 538-539.

[47] 李树茂, 栗锦迁. 栗锦迁教授运用黄芪组方的经验 [J]. 天津中医药, 2011, 28 (4): 274-276.

[48] 孔繁飞, 沈毅, 钟柳娜, 等. 张炳厚教授治痹经验介绍 [J]. 中华中医药杂志, 2013, (12): 3561-3564.

[49] 吴瑾, 宋晓梦, 王朝霞, 等. 雷根平用重剂黄芪益母草

治疗特发性水肿经验 [J]. 四川中医, 2014, 32 (9): 11-12.

[50] 尚云. 益气化淤治带汤治疗慢性盆腔炎 116 例 [J]. 中华中医药杂志, 1988, 3 (2): 41.

[51] 尚云. 和胃健运汤治疗非溃疡性消化不良的临床观察 [J]. 中医杂志, 1998, 39 (3): 168-169.

[52] 高天, 何燕. 黄芪不良反应的临床表现 [J]. 时珍国医国药, 2005 (11): 1184.

[53] 陈金红, 温玉, 邵美玲. 黄芪桂枝五物汤治疗痹症临床经验 [J]. 中国中医药现代远程教育, 2015, (6): 134-135.

[54] 王菲, 杰辉, 葛惠男. 葛惠男运用黄芪建中汤合失笑散治疗脾胃病经验介绍 [J]. 陕西中医, 2014, (2): 210-212.

[55] 李杰辉. 以黄煌教授医案为主的黄芪桂枝五物汤方证研究 [D]. 广州中医药大学, 2016: 1-51.

[56] 王涵, 周强, 仝小林. 仝小林治疗糖尿病并发症应用黄芪经验 [J]. 环球中医药, 2013, (4): 272-274.

[57] 孙鑫, 仝小林. 仝小林教授应用大剂量黄芪治疗痿证经验 [J]. 四川中医, 2009, (5): 10-12.

[58] 李树茂, 栗锦迁. 栗锦迁教授运用黄芪组方的经验 [J]. 天津中医药, 2011, (4): 274-276.

[59] 仝世建, 肖会泉. 邓铁涛治疗重症肌无力经验 [J]. 山

东中医杂志, 2004, (10): 626-627.

[60] 邱仕君. 邓铁涛教授对多发性硬化的辨治经验 [J]. 新中医, 2000, (8): 9-10.

[61] 何春梅, 刘胜, 陆德铭. 陆德铭教授应用黄芪的经验 [J]. 上海中医药杂志, 2000, (11): 35-36.

[62] 尚云. 黄芪保心汤治疗冠心病无症状性心肌缺血患者24例临床观察 [J]. 中医杂志, 2000, (9): 538.

[63] 彭勇, 刘杰, 罗瑞静, 等. 黄芪饮片致药品不良反应1例 [J]. 药物流行病学杂志, 2017, 26 (1): 75.

[64] 魏峰, 崔云刚, 张德峰, 怀居刚. 服黄芪复方煎剂出现过敏反应1例 [J]. 中国中药杂志, 1996 (04): 250-251.

[65] 山广志, 崔丽花. 黄芪致过敏性腹泻1例 [J]. 山西中医, 2015, 31 (2): 48.

[66] 郑日俊. 服参芪而致出血症2例 [J]. 安徽中医临床杂志, 1994: 47.

[67] 陈颖异, 陈成立. 服用黄芪引起失眠2例 [J]. 安徽中医学院学报, 1997: 45-46.

[68] 赵劲. 黄芪致猩红热样药疹1例 [J]. 临床皮肤科杂志, 2000, 29 (6): 333.

[69] 黄璐琦, 詹志来, 郭兰萍主编. 中药材商品规格等级标准汇编 [M]. 北京: 中国中医药出版社, 2019.